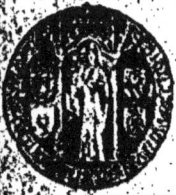

# LE SÉRUM DE MARMOREK

#### Dans les

## Tuberculoses Chirurgicales

Dr Félix GUIGNOT

MONTPELLIER

Firmin, Montane et Sicardi

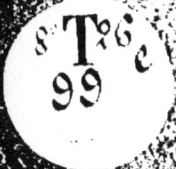

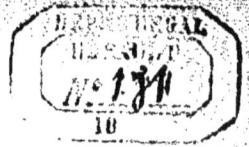

# LE
# SERUM ANTI-TUBERCULEUX
## DE MARMOREK
### DANS LE TRAITEMENT
## DES TUBERCULOSES CHIRURGICALES

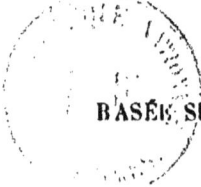

ÉTUDE CLINIQUE
BASÉE SUR VINGT-CINQ OBSERVATIONS PERSONNELLES
ET INÉDITES

PAR

### Félix GUIGNOT

DOCTEUR EN MÉDECINE
ANCIEN INTERNE DES HÔPITAUX DE MONTPELLIER
LAURÉAT DE LA FACULTÉ DE MÉDECINE

MONTPELLIER
IMPRIMERIE G. FIRMIN, MONTANE ET SICARDI
Rue Ferdinand-Fabre et Quai du Verdanson
1908

# PERSONNEL DE LA FACULTÉ

MM. MAIRET (✳) . . . . . . . . . Doyen
SARDA . . . . . . . . . . . Assesseur

## Professeurs

| | |
|---|---|
| Clinique médicale . . . . . . . . . . . . . MM. | GRASSET (✳). |
| Clinique chirurgicale . . . . . . . . . . | TÉDENAT (✳). |
| Thérapeutique et matière médicale. . . . | HAMELIN (✳) |
| Clinique médicale . . . . . . . . . | CARRIEU. |
| Clinique des maladies mentales et nerv. | MAIRET (✳). |
| Physique médicale. . . . . . . . . | IMBERT. |
| Botanique et hist. nat. méd. . . . . . . . | GRANEL. |
| Clinique chirurgicale. . . . . . . . . | FORGUE (✳). |
| Clinique ophtalmologique. . . . . . . . | TRUC (✳). |
| Chimie médicale. . . . . . . . . | VILLE. |
| Physiologie. . . . . . | HEDON. |
| Histologie . . . . . . . . . | VIALLETON. |
| Pathologie interne . . . . . . . . . . | DUCAMP. |
| Anatomie. . . . . . . . . . . | GILIS. |
| Clinique chirurgicale infantile et orthop. | ESTOR. |
| Microbiologie . . . . . . . . . | RODET. |
| Médecine légale et toxicologie . . . . . | SARDA. |
| Clinique des maladies des enfants . . . . | BAUMEL. |
| Anatomie pathologique. . . . . . . . . | BOSC. |
| Hygiène. . . . . . . . . . . | BERTIN-SANS (H.) |
| Pathologie et thérapeutique générales . . | RAUZIER. |
| Clinique obstétricale. . . . . . . . . . . | VALLOIS. |

Professeurs adjoints : MM. DE ROUVILLE, PUECH
Doyen honoraire : M. VIALLETON
Professeurs honoraires : MM. E. BERTIN-SANS (✳), GRYNFELTT
M. H. GOT, Secrétaire honoraire

## Chargés de Cours complémentaires

| | |
|---|---|
| Clinique ann. des mal. syphil. et cutanées MM. | VEDEL, agrégé. |
| Clinique annexe des mal. des vieillards. . | VIRES, agrégé. |
| Pathologie externe . . . . . . . . . . | LAPEYRE, agr. lib. |
| Clinique gynécologique. . . . . . . . . . . | DE ROUVILLE, prof. adj. |
| Accouchements. . . . . . . . . . . | PUECH, Prof. adj. |
| Clinique des maladies des voies urinaires | JEANBRAU, agr. |
| Clinique d'oto-rhino-laryngologie . . . . | MOURET, agr. libre. |
| Médecine opératoire. . . . . . . . . | SOUBEYRAN, agrégé. |

## Agrégés en exercice

| MM. GALAVIELLE | MM. SOUBEYRAN | MM. LEENHARDT |
|---|---|---|
| VIRES | GUERIN | GAUSSEL |
| VEDEL | GAGNIERE | RICHE |
| JEANBRAU | GRYNFELTT Ed. | CABANNES |
| POUJOL | LAGRIFFOUL. | DERRIEN |

M. IZARD, secrétaire.

## Examinateurs de la Thèse

| MM. ESTOR, président. | MM. JEANBRAU, agrégé. |
|---|---|
| FORGUE (✳), professeur. | RICHE, agrégé. |

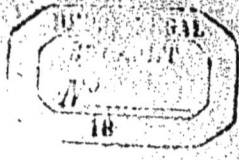

## AVANT-PROPOS

En quittant cette Faculté, nous n'oublierons jamais tout ce
qu'a fait pour nous M. le professeur Estor. Il fut notre premier maître dans les hôpitaux et c'est de lui que nous avons
appris l'art si délicat d'examiner cliniquement et méthodique-
ment un malade. Grâce à son enseignement si clair et si pré-
cis nous avons pu profiter de notre pratique hospitalière. Toujours il s'est montré pour nous un guide sûr et aimable, un
véritable ami, et aujourd'hui il a bien voulu nous montrer encore sa bienveillance en acceptant la présidence de notre thèse. Nous lui adressons ici le témoignage sincère de notre reconnaissance.

M. le professeur Carrieu a su nous attacher à lui par l'intérêt qu'il nous a toujours porté. Nous garderons toujours le
meilleur souvenir du temps de notre internat passé dans son
service. Avec une affectueuse bienveillance, il nous a guidé
dans l'étude de la pathologie, et plus nous l'avons connu, plus
nous avons appris à apprécier non seulement sa haute valeur
clinique, mais encore sa délicatesse et son tact parfait. Nous
le remercions vivement de son amabilité constante, de sa
constante indulgence, et de l'appui si utile qu'il nous a donné
dans toutes les circonstances où nous en avons eu besoin.

M. le professeur Forgue nous a toujours témoigné une grande affabilité. Nous avons pu, étant son interne, admirer la sûreté
de ses diagnostics et son étonnante habileté opératoire. Ce sont

choses connues de tous. Mais ce que nous tenons à proclamer hautement, ce sont ses qualités privées. En des circonstances douloureuses nous avons reconnu sa conscience absolue, son grand cœur et son immense bonté. Il sait notre impossibilité d'y insister ici, ce sont des sentiments au-dessus des mots, mais nous tenons à lui dire, ainsi qu'à Madame Forgue, notre éternelle reconnaissance.

Nous sommes heureux de remercier encore M. le professeur Puech pour toute son amabilité et ses bons conseils depuis que nous l'avons connu. Nous garderons toujours de ce maître si apprécié un excellent souvenir.

Nous adressons aussi nos témoignages de gratitude à tous ceux qui ont été nos maîtres dans les hôpitaux : MM. les professeurs Grasset, Baumel, M. le médecin principal Vedel, M. le professeur agrégé Leenhardt, M. le médecin major Toubert, M. le docteur Reynès.

Nos maîtres des conférences d'internat ont eu tout le mérite de notre réussite. Ils nous ont suivi et conseillé avec un dévouement auquel nous sommes heureux de rendre hommage ; ce sont M. le professeur Rauzier, MM. les professeurs agrégés Jean-brau, Gaussel et Riche.

Nous avions depuis longtemps comme ami M. le docteur Chobaut, d'Avignon. Au milieu de nos malheurs nous l'avons retrouvé plus dévoué que jamais ; il nous a consolé, encouragé, conseillé, avec un intérêt et une affection à laquelle nous ne pouvons penser sans émotion. Il s'est attaché à nous plus qu'à un ami ; aussi ne saurons-nous jamais lui témoigner tous nos remerciements, notre dévouement et notre reconnaissance.

Nous devons aussi rendre hommage à l'amabilité de nos camarades et amis MM. Vennes, Verdier, Romant, Sappet, internes des hôpitaux de Montpellier, à MM. Tufféry, Corone, Gueit, Lapeyre, externes des mêmes hôpitaux, à MM. Bonhomme,

Benoist, d'Aiguillon, Stockel, Michel-Béchet, qui tous, à des titres divers nous ont aidé dans la composition de cette thèse.

Nous ne pouvons oublier M. Paul Pontal, étudiant en médecine, dont l'amitié et le dévouement inlassable nous ont été d'un précieux secours. Nous sommes heureux de l'en remercier ici vivement.

Pendant un an et demi environ, nous avons vécu dans cette grande famille qu'est l'internat, dont le bon souvenir nous restera toujours ; et c'est avec plaisir que nous reportons à tous ses membres l'intérêt qu'il nous ont montré sans cesse.

Enfin nous remercions du fond du cœur tous ceux, et ils se reconnaîtront dans ces lignes, qui ont eu pour nous une sympathie sincère durant notre séjour à Montpellier.

# LE
# SÉRUM ANTI-TUBERCULEUX
## DE MARMOREK
### DANS LE TRAITEMENT
## DES TUBERCULOSES CHIRURGICALES

#### ÉTUDE CLINIQUE
##### BASÉE SUR VINGT-CINQ OBSERVATIONS PERSONNELLES ET INÉDITES

## INTRODUCTION

Au mois de janvier dernier, un article du journal *La
Clinique* vantait, en termes élogieux, le sérum antituberculeux fabriqué par M. Marmorek. Nous lûmes cet article avec plaisir, car nous avions entendu parler quelquefois de ce sérum et il nous était agréable d'avoir sur lui
quelques détails. Quelques jours après, la communication de M. Monod à l'Académie de médecine, vint vanter
de nouveau ses bons effets. Il insistait surtout sur les
statistiques étrangères.

L'idée nous vint alors d'expérimenter nous-même ce
sérum et de voir si son efficacité était bien réelle. Plusieurs médecins allemands, et notamment Hoffa et van
Huellen, l'avaient employé avec succès. D'après ces auteurs,

2

il serait surtout efficace dans les tuberculoses chirurgicales et notamment chez les enfants. Les tuberculoses
ganglionnaires, les gommes cutanées, les lésions des petites articulations sont, d'après eux, facilement et vite
guéries par ce traitement. Pour donner plus de poids à
notre expérimentation, nous avons essayé de nous placer
dans les conditions indiquées par ces auteurs. Nous avons
traité exclusivement les tuberculoses chirurgicales des
enfants et des adultes. Mais nous n'avons pas choisi nos
cas. Afin que le résultat fût plus probant, nous avons
traité, au hasard de la clinique, tous les cas que nous
avons pu. Autant que possible nous avons pris le poids
des malades avant et après le traitement, la courbe de
température et le nombre de pulsations.

Nous n'avons pas voulu, dans ce travail, faire l'exposé
de tout ce qui a été fait par le sérum de Marmorek et dis-
cuter les résultats obtenus pour déterminer la valeur de
ce traitement. Cela pourrait être fait; cela est à faire
même. Mais nous avons voulu, précisément, y contribuer
et apporter surtout le résultat de nos observations. Inci-
demment seulement nous indiquons en quoi notre opi-
nion diffère de celle des autres auteurs.

# CHAPITRE PREMIER

## NOTIONS GÉNÉRALES

### Qu'est le sérum antituberculeux de Marmorek ?

Le sérum antituberculeux de Marmorek est le sérum de cheval immunisé, dit son auteur, contre la tuberculose. Voici en quelques mots la manière dont on arrive à sa préparation :

Marmorek émit d'abord l'hypothèse que la tuberculine n'est pas le vrai poison spécifique du bacille de Koch, car son injection ne produit aucun effet morbide sur les sujets sains. (1) « Dans l'hypothèse de Marmorek, la tuber.uline de Koch ne serait qu'une toxine préparatoire; son rôle se bornerait à provoquer le bacille à sécréter la toxine vraie, spécifique. Dès lors, les effets paradoxaux de la tuberculine de Koch trouvaient une explication facile : chez l'individu sain, la toxine ne trouvant pas dans l'organisme des bacilles de Koch, son effet est nul; chez l'individu atteint de tuberculose, au degré le plus minime même, la tuberculine, ce réactif spécifique du bacille, décelait le foyer et amenait la production

---

(1) Calz, *La Clinique*, 1907, n° 1.

par le bacille de la vraie toxine, dont les effets se faisaient sentir dès qu'elle se répandait dans l'organisme.

. » Restait à vérifier expérimentalement cette hypothèse, et voici comment Marmorek y procéda. En cultivant le bacille de Koch sur différents milieux, cet auteur observa que la tuberculine de Koch ne commençait à être sécrétée que dans les cultures âgées de plusieurs semaines ; et c'est à cause de cette particularité que Koch utilisa pour la préparation de sa tuberculine de très vieilles cultures de bacille. Tant que les bacilles sont jeunes, tant qu'ils n'ont pas encore formé à la surface du milieu la croûte caractéristique et que la culture n'a pas acquis cette odeur *sui generis* des cultures mûres, la tuberculine est à peine décelable : le filtrat des cultures jeunes ne provoque pas la réaction de la tuberculine sur l'animal tuberculeux ; en revanche, ce liquide, qui, par filtration, est complètement privé de bacilles, provoque, chez des animaux sains, les lésions caractéristiques de la tuberculose ; ceci prouve que ce liquide, qui est dépourvu de tuberculine, contient la toxine spécifique du bacille. Dès lors, les recherches de Marmorek eurent principalement pour but de trouver un milieu de culture permettant aux bacilles de se développer très rapidement et de rester le plus longtemps possible à l'état de bacilles jeunes, ce qui donnait la possibilité d'obtenir par filtration la toxine spécifique pure, non mélangée à la tuberculine.

» Après bien des tâtonnements, Marmorek choisit comme milieu de culture un mélange de sérum leucotocique de veau, mélangé avec du bouillon de foie glycériné, milieu qui permettait le développement du bacille de Koch dans l'espace de vingt-quatre à quarante-huit heures. »

C'est avec le filtrat de ces cultures jeunes qu'il aboutit,

par une technique dérivée de la technique habituelle, à immuniser le cheval et à obtenir ainsi un sérum anti-toxique contre la tuberculose, selon lui.

Deux méthodes successives se présentaient alors pour prouver l'efficacité du nouveau sérum : l'expérimentation sur les animaux, puis sur l'homme. Chez les animaux, le traitement préventif et le traitement curatif ont donné l'un et l'autre des résultats probants. Reste l'essai du sérum chez l'homme. Les premiers essais ne furent pas satisfaisants, et le jour de la communication de Marmorek à l'Académie de médecine, il y a trois ans, plusieurs orateurs (1) accablèrent le nouveau sérum, lui déniant toute valeur thérapeutique et lui attribuant même de très graves accidents. Mais depuis, de très nombreux expérimentateurs — dont on trouvera la liste à la fin de notre étude — reprirent les essais, et Ch Monod, résumant leurs travaux à la séance de l'Académie de médecine du 15 janvier 1907, crut pouvoir célébrer l'efficacité du sérum de Marmorek. Lewin, Hoffa, van Huellen, Lemieux (de Montréal), Frey, etc., etc., enfin Uhry, dans un travail tout récent, ont refait de nouvelles expériences, très concluantes d'après eux. Les nôtres l'ont moins été. Nous allons surtout les exposer.

### MÉTHODE D'EMPLOI

Un mot d'abord sur le mode d'emploi.

Il existe deux moyens d'administrer le sérum, soit par voie sous-cutanée, soit par voie rectale.

_____

(1) V. *Bulletin Acad. de médecine*, 1er décembre 1903

La première, plus rapide et à absorption plus complète, est employée dans la méthode intensive, lorsque l'on traite des lésions rapides ou étendues. Mais par cette voie, à cause de cette absorption complète, et aussi par l'absorption simultanée des albumines du sérum, il se produit parfois quelques accidents bénins, dont les plus communs sont les érythèmes. Aussi, dans les cas plus lents, emploie-t-on la voie rectale. Nous allons indiquer d'ailleurs ce qu'en dit M. Marmorek lui-même, dans le prospectus joint à ses envois de sérum. Ce sont ses instructions textuelles :

« L'application du sérum antituberculeux se fait par séries, espacées par des périodes de repos. Il peut être administré par voie sous-cutanée ou par voie rectale.

» Par voie sous-cutanée, on injecte 5 cc. de sérum tous les deux jours pendant trois à quatre semaines. On peut alors refaire une nouvelle série de dix injections de même façon, etc.

» Dans les cas graves avec fièvre très élevée, à marche rapide, tels que la granulie ou phtisie aiguë ou même subaiguë, les doses doivent être doubles. Les six premières injections peuvent être quotidiennes et doivent être suivies de six autres injections pratiquées tous les deux jours. Après avoir observé un repos de trois à quatre semaines, on reprend le traitement comme pour les cas à marche lente.

» L'application du sérum antituberculeux, qui est absolument inoffensif, n'a pas de contre-indication. Il ne peut donner lieu à aucun accident. Les seuls inconvénients, d'ailleurs passagers, qu'on peut observer, sont de même ordre que ceux que l'on constate avec tous les sérums, à savoir, de l'érythème, de l'urticaire, arthralgies, etc.

» Quelquefois les réactions locales deviennent plus accen-

tuées, présentant des infiltrations douloureuses à l'endroit
de l'injection. Dans ces cas exceptionnels, on remplace la
méthode sous-cutanée par la méthode rectale. Du reste,
cette dernière peut être employée d'emblée dès le début
du traitement. On la pratique de la façon suivante : pendant une période de quinze jours, on administre quoti-
diennement 5 à 10 cc. de sérum dans le rectum. Après un
repos de 10 à 15 jours, la série de lavements peut être
reprise de même façon, etc.

» *Technique*. — Les injections sous-cutanées doivent
être pratiquées dans la région abdominale ou à la face
externe de la cuisse, à droite et à gauche alternative-
ment. Chez les sujets obèses, on doit faire l'injection dans
le tissu cellulaire sous-cutané et non dans le tissu adi-
peux. On lave la peau à l'eau phéniquée à 5 p. 100 ou au
sublimé à 1/1000', à l'alcool et à l'éther. On doit stéri-
liser au moment de l'injection la seringue et l'aiguille en
les plongeant dans l'eau froide, que l'on porte ensuite à
l'ébullition pendant un quart d'heure. Pour éviter l'oxyda-
tion, on ajoute à l'eau une pincée de borate de soude. Il
faut éviter d'introduire l'aiguille dans une veine et d'injec-
ter de la mousse que l'on a soin de chasser de la seringue.
L'injection est poussée lentement ; on recouvre le point
d'inoculation d'un tampon d'ouate imbibé de collodion.

» *Méthode rectale*. — Le sérum est administré à l'aide
d'une seringue munie d'une sonde après un lavement
évacuatoire. »

D'une manière générale, et sauf quelques exceptions,
nous avons employé la méthode intrarectale. Nous injections en général une série de 5 cent. cubes en lavement
tous les jours pendant une semaine, puis repos pendant
la semaine suivante et ainsi de suite. La méthode
employée d'ailleurs est indiquée pour chaque malade et

elle a été suivie autant que possible d'après les indications de M. le docteur Marmorek.

Enfin dans deux cas, ainsi que d'autres auteurs l'ont
fait, et notamment Clément sur les conseils de M. Marmorek lui-même, nous avons mis le sérum en contact
direct avec les lésions.

Dans tous les cas nous nous sommes appliqué à ne
faire suivre aucun autre traitement, quel qu'il soit, surtout médicamenteux, à nos malades. Tout au plus, pour
éviter les douleurs provoquées par les mouvements,
avons-nous, dans les tuberculoses articulaires, immobilisé le membre malade soit par une simple bande, soit
par un appareil plâtré.

# CHAPITRE II

## OBSERVATIONS PERSONNELLES

### OBSERVATION PREMIÈRE

Tumeur blanche fistulisée.

V. E., âgé de huit ans, domicilié à Lagora, canton de Vallon (Ardèche). Entré à l'hôpital le 18 juin 1906 dans le service de M. le professeur Estor.

*Antécédents héréditaires.* — Père et mère bien portants. Une sœur et cinq frères en bonne santé.

*Antécédents personnels.* — Bonne santé habituelle.

Le début de la maladie actuelle ne peut pas être exactement précisé. Nous savons seulement que le pied gauche a été traumatisé, il y a environ un an et demi.

6 juillet 1906. — On trouve un spina ventosa ouvert des métatarsiens du pied gauche. A partir d'aujourd'hui on le traite par des injections caustiques quotidiennes.

19 octobre 1906. — L'état du pied ne s'est pas amélioré. Tous les métatarsiens paraissent pris. Sur la face dorsale du pied, au niveau de l'interligne de Lisfranc, se trouve une ulcération ayant les dimensions d'une pièce de 1 franc. De plus, il existe un trajet fistuleux sur le bord interne du pied, immédiatement au-dessous de l'extrémité postérieure du premier métatarsien. Dans le creux

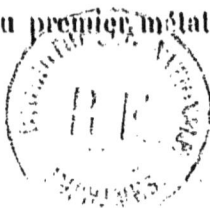

poplité du même membre inférieur gauche se trouve une gomme tuberculeuse, qui a été ponctionnée. Si l'on voulait extirper radicalement les parties malades, il faudrait faire la résection sous-périostée de tous les métatarsiens ou une amputation de Chopart. M. Estor préfère se contenter de faire l'ignipuncture profonde et d'immobiliser le pied dans un plâtre.

20 février 1907. — Le pied est devenu de plus en plus globuleux. Il est certain que les injections modificatrices et l'ignipuncture n'ont pas donné de résultat. Il existe de plus dans la région du sterno cléido-mastoïdien droit un ganglion ramolli de la grosseur d'un œuf. On injecte de l'éther iodoformé et on immobilise de nouveau le pied.

5 mars 1907. — Opération qui consiste dans le curettage des métatarsiens. On fait ensuite la ponction suivie d'injection d'éther iodoformé d'un ganglion tuberculeux du cou du volume d'un petit œuf, situé derrière le sterno-cléido-mastoïdien droit.

1er juin 1907. — L'état général s'est un peu amélioré, mais il persiste un amaigrissement assez accentué. L'enfant mange peu et il a parfois de la diarrhée. Le volume du pied a considérablement augmenté. Il s'agit évidemment d'une tuberculose massive de tous les os du pied. Les trajets fistuleux se sont secondairement infectés et l'on trouve dans le pansement du pus bleu en quantité notable. Le pied est placé dans une position d'équinisme très prononcé. Le diamètre transversal du pied malade mesure 7 cent. 1/2, tandis que le diamètre transversal du pied sain ne mesure que 4 cent. 1/2. Dans le creux poplité gauche se trouve une gomme tuberculeuse ulcérée en voie de cicatrisation. Un peu au-dessus de la face postérieure du 1/4 inférieur de la cuisse gauche on remarque une induration sous-cutanée indiquant une gomme en voie de formation. Sur l'avant-bras gauche, immédiatement en avant de l'extrémité antérieure du radius, se trouve une gomme ramollie de la grosseur d'une noisette. Le ganglion épitrochléen est engorgé, mais il n'y a pas d'adénopathie axillaire. Sur la face externe droite du cou, il y a une gomme ulcérée et indurée en voie de guérison. Rien aux poumons.

Nous ouvrons la gomme placée en avant du radius et recueillons aseptiquement le pus, qui est reconnu par le laboratoire de bactériologie comme contenant du bacille de Koch.

4 juin. — L'enfant est pesé avec sa chemise et sa gouttière : 22 kilog 600. Le pouls est à 90. Du 5 au 9 on donne un lavement quotidien de 5 centimètres cubes de sérum antituberculeux de Marmorek. Du 9 au 28, on élève la dose à 10 centimètres cubes.

Le 29 juin, on remarque que l'état général est le même. Même élévation de température. Pas d'appétit, pas de diarrhée. Le volume du pied paraît plutôt diminué. Le pus bleu persiste. La position est toujours en équinisme. La gomme du creux poplité est cicatrisée et l'induration de l'extrémité inférieure de la cuisse gauche a à peu près complètement disparu. Mais la gomme de l'avant-bras gauche est stationnaire, et celle du cou est largement ulcérée.

L'enfant, pesé dans les mêmes conditions, pèse 21 kilogrammes. Le pouls n'a pas augmenté de fréquence.

Le 27 août, amputation de la jambe. Dans les premiers jours de janvier, l'enfant présente des signes de méningite, et est emporté de l'hôpital par ses parents.

## Observation II

### Péritonite tuberculeuse fistulisée

J. M..., âgé de 8 ans, domicilié à Gignac, entre à l'hôpital le 20 février 1907 dans le service de M. le professeur Estor.

*Antécédents héréditaires.* — La mère est morte de couches. On ne trouve pas de tuberculose dans la famille.

*Antécédents personnels.* — Bonne santé habituelle.

La maladie a débuté il y a un mois par une augmentation de volume du ventre. Quelques jours après est survenu de la diarrhée.

*État actuel, le 21 février 1907.* — L'enfant est dans un état d'amaigrissement très notable ; les yeux sont cernés, le visage est pâle. Ce matin il n'y a pas de fièvre, le pouls bat à 78.

On trouve le ventre très augmenté de volume, plutôt proéminent ; il mesure 89 centimètres de circonférence au niveau de l'ombilic. La partie inférieure de l'abdomen est mate et limitée par une ligne courbe à concavité supérieure, dont le milieu remonte jusqu'à l'ombilic. La sensation de flot n'est pas très nette et la matité n'est que peu modifiée par les changements latéraux de position du malade. On remarque une légère circulation complémentaire. Pas d'autres lésions tuberculeuses.

Le diagnostic est celui de péritonite tuberculeuse, probablement à forme ascitique avec réaction fibreuse.

23 février 1907. — Laparotomie sous-ombilicale médiane, faite par M. le professeur Estor. On trouve le

péritoine pariétal fortement œdémateux et contenant environ un gros verre de liquide citrin. Les anses intestinales présentent des granulations tuberculeuses absolument caractéristiques. On ferme l'abdomen par trois plans de sutures.

19 mars 1907. — L'état général est bien meilleur. La circonférence au niveau de l'ombilic ne mesure que 58 centimètres.

7 mai 1907. - Le ventre est toujours volumineux, la cicatrice est ulcérée. Seconde laparotomie. On ne trouve pas de liquide, mais une grande quantité de granulations tuberculeuses, dont quelques-unes ulcérées.

1er juin 1907. — La plaie s'est complètement désunie peu de temps après l'opération et le 10 mai s'est formée à ce niveau une fistule stercorale. Aujourd'hui la plaie qui mesure 4 centimètres de large sur 7 c. 1|2 de long, présente un semis de granulations tuberculeuses. Environ au niveau de sa partie moyenne nous trouvons un petit pertuis qui donne issue à des gaz et à des matières.

L'état général est moyen, l'amaigrissement est notable, et le soir l'enfant a de la fièvre (aux environs de 38°). A l'auscultation du poumon, nous trouvons la respiration soufflante et des craquements au sommet droit et en avant ; quelques craquements au sommet gauche. En arrière et au sommet droit, nous entendons quelques craquements.

L'enfant a de l'adénopathie tuberculeuse surtout cervicale.

Le 4 juin 1907, nous commençons le traitement par le sérum antituberculeux de Marmorek, en donnant jusqu'au 9 des lavements quotidiens de 5 centimètres cubes, puis de 10 centimètres cubes du 9 au 28.

28 juin 1907. — Le volume du ventre a peut-être un

peu diminué ; la plaie mesure 8 centimètres sur 5, donc a légèrement augmenté. La fistule stercorale donne encore issue à quelques matières. L'amaigrissement devient très grand, la fièvre est la même. Aussi nous cessons le traitement, les parents ne l'acceptant qu'avec répugnance.

L'enfant a continué à se cachectiser et est mort le 24 août au milieu de signes de méningite.

## OBSERVATION III

### Gommes tuberculeuses. Spinas ventosas fistulisés.

R. L. M., âgé de 18 mois, domicilié à Aubénas (Ardèche), rue de la Grange, entre à l'hôpital le 31 mars 1907, dans le service de M. le professeur Estor.

L'enfant s'est toujours bien porté jusqu'à présent. Quant aux antécédents héréditaires, il nous a été impossible de les avoir.

Cet enfant nous présente au périnée une gomme tuberculeuse fistulisée, et des spinas ventosas fermés au cinquième métatarsien droit, à la première phalange du petit doigt et de l'annulaire de la main droite.

10 avril. — On curette la gomme.

12 avril. — On fait tous les jours de la stase veineuse pendant une heure au bras droit (méthode de Bier). Au bout de 8 jours cessation de la méthode de Bier, car les abcès ont paru augmenter de volume.

1er juin. — L'appétit est bon, de même l'état général. Mais de nouvelles manifestations tuberculeuses ont apparu. Voici l'état local. Spina ventosa du deuxième métacarpien de la main gauche ouvert, qui suppure. A la main droite : spinas ventosas des 4e et 5e métacarpiens, fistulisés sur la face dorsale de la main. Spinas ventosas de l'annulaire et du petit doigt fistulisés sur la face palmaire. Il y a aussi sur la face dorsale de l'avant-bras gauche une gomme tuberculeuse indurée et presque complètement guérie. La gomme du périnée est guérie.

Pas d'adénopathie, pas de lésions viscérales.

4 juin. — Poids de l'enfant avec sa chemise et son pansement : 10 kilos 700. Nous lui faisons tous les deux jours une injection sous-cutanée de sérum de Marmorek de 5 cc., puis de 10 à partir de la cinquième. Le 15 juin au soir l'enfant a une poussée fébrile : 39,5 ; mais la température redescend le lendemain matin à la normale.

28 juin. — L'enfant a une légère éruption morbilliforme généralisée. Nous suspendons le traitement. L'état général est toujours bon ; voici quel est l'état local.

*Main gauche.* — Le spina ventosa du 2° métacarpien est presque complètement cicatrisé.

*Main droite.* — Les spinas ventosas des 4° et 5° métacarpiens sont presque complètement cicatrisés. Ceux du petit doigt et de l'annulaire sont en bien meilleur état.

Mais la gomme de l'avant-bras est dans le même état, et celle du périnée s'est reformée et donne quelques gouttes de pus.

L'état s'est aggravé ultérieurement.

## OBSERVATION IV

### Coxalgie

H. P., âgée de 9 ans, domiciliée à Montpellier, rue Frédéric Georges (cité Granier), entre à l'hôpital le 26 mars 1906, dans le service de M. le professeur Estor.

Les parents sont bien portants. Quant à elle, elle n'a jamais été malade.

Nous lui trouvons une coxalgie droite au début, l'enfant boite; l'atrophie musculaire est très nette. Il n'y a pas de raccourcissement réel ; pas d'abcès. L'enfant ne souffre pas à la pression. Elle est immobilisée dans un appareil plâtré, puis le 11 décembre dans une gouttière de Bonnet.

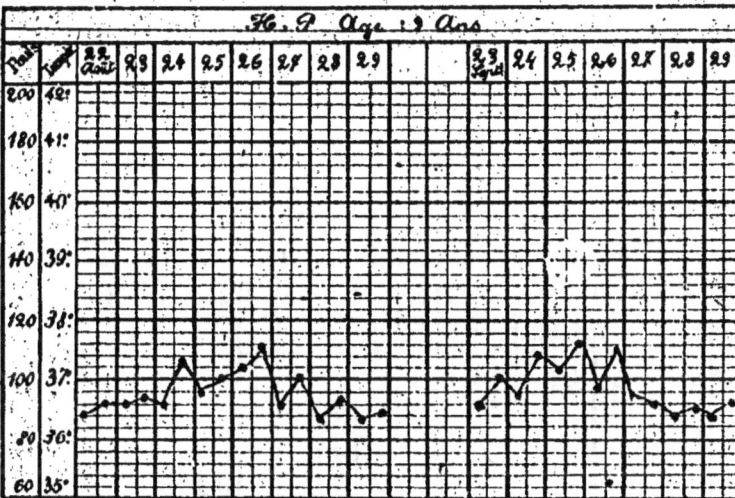

23 août 1907. — Traitement sérothérapique pendant 7 jours, par lavement quotidien de 5 centimètres cubes. Fièvre très légère après le 3e. Un peu plus de trois semaines après, nouvelle série identique. L'état de l'enfant n'a pas changé ; ses parents l'emmènent.

## OBSERVATION V

### Tumeur blanche

A. A., âgé de 10 ans, domicilié à l'Hôpital général, entre à l'Hôpital suburbain le 18 juillet 1906, dans le service de M. le professeur Estor.

Aucun renseignement sur cet enfant. On trouve une tumeur blanche au genou gauche qui est en attitude vicieuse.

1ᵉʳ août 1906. — Redressement sous le chloroforme et pose d'un appareil plâtré.

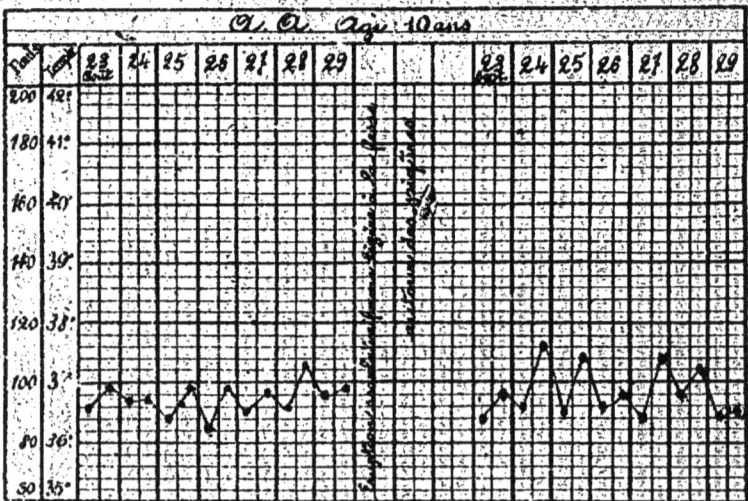

23 août 1906. — Traitement sérothérapique ; un lavement quotidien de 5 centimètres cubes de sérum. Le 29,

3

éruption légère scarlatiniforme autour des points d'injection. On cesse le traitement.

Il est repris le 23 août. Pendant quelques jours, très légère ascension thermique le soir. Le 30, on cesse. Le genou est toujours dans le même état. On refait un nouvel appareil plâtré.

## OBSERVATION VI

D. M., âgée de 7 ans, domiciliée à La Blachère, entre à l'hôpital le 23 juillet 1907 dans le service de M. le professeur Estor.

*Antécédents héréditaires.* — Père et mère en bonne santé. Un frère en bonne santé. Une sœur, âgée de 17 ans, ayant eu des convulsions à l'âge de trois ans, atteinte de crises d'épilepsie depuis environ quatre ans. Un autre frère ayant eu, étant tout jeune, une bronchite, mort ensuite à 9 ans d'une méningite.

*Antécédents personnels.* — La petite M. D. n'a jamais eu de maladie.

Elle a vu apparaître, au commencement de 1904, un abcès ganglionnaire sous-maxillaire. En mai de la même année s'est produit un abcès préauriculaire gauche ; cinq à six mois après, le coude droit a commencé à grossir et à devenir douloureux. Quelques mois après, abcès prétibial gauche.

Aujourd'hui, 2 mai 1907, nous constatons en plus deux abcès froids ramollis situés chacun sur la face antérieure de chacun des bras. État général médiocre.

10 mai 1907. — Nous ponctionnons les deux abcès avec les plus minutieuses précautions d'asepsie. On laisse écouler le pus, et l'on injecte dans l'un de l'éther iodo-

formé, dans l'autre du sérum de Marmorck. Pansement
sec. On regarde huit jours après. L'abcès traité par
l'éther iodoformé est cicatrisé, l'autre est encore violacé
et fistulisé. Ce dernier ne se ferme qu'une huitaine de jours
ensuite.

12 juin. — On regarde de nouveau : l'abcès traité par
le sérum s'est reformé, l'autre est resté guéri.

L'état général est stationnaire.

## OBSERVATION VII

### Coxalgie.

E. D., âgée de 9 ans, domiciliée à Montpellier, cité
Granier, rue Granier, n° 29, entre le 14 avril 1905 dans
le service de M. le professeur Estor.

Les antécédents nous manquent.

14 avril 1905. — Nous constatons chez cette enfant une
coxalgie droite avec position vicieuse en abduction et rotation externe. Ses parents prétendent que l'enfant n'est
malade que depuis quinze jours. Le 15 elle est immobilisée dans un appareil plâtré après correction facile sous
le chloroforme de la position vicieuse due à la contrac-
ture.

20 février 1907. — L'appareil a été changé trois fois.
Aujourd'hui il est changé de nouveau et l'on constate
qu'il n'y a ni attitude vicieuse, ni raccourcissement, mais
l'articulation est douloureuse à la pression en avant et
en arrière. Il n'y a ni ankylose, ni abcès. L'état général
est bon.

26 juin 1907. — L'enfant nous est ramenée. La partie
de l'appareil tenant le haut de la cuisse et la ceinture a

été enlevée par les parents et l'enfant a marché tous les jours. Il n'y a aucune tendance à l'ankylose et l'articulation est toujours douloureuse à la pression. Nouvel appareil.

Le 23 août on commence le traitement sérothérapique. Une injection sous-cutanée de 5 centimètres cubes est faite tous les jours. Le 29 apparaît un léger urticaire au-

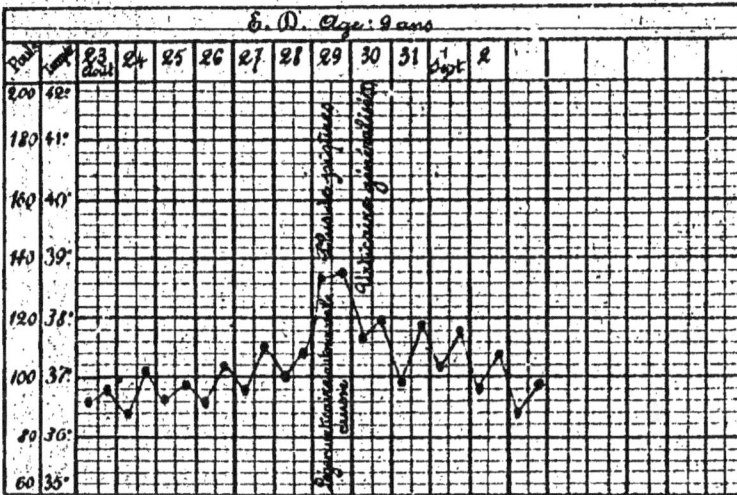

tour du point d'injection, en même temps que la température s'élève à 38°9. On ne fait pas de piqûre aujourd'hui. Le lendemain l'urticaire est généralisé, mais la température redescend. Le traitement sérothérapique est suspendu.

Quelque temps après l'enfant est examinée, l'état est identique.

## Observation VIII

Tumeur blanche. Spina ventosa. Gommes tuberculeuses fistulisées

M. D. (cité à l'observation VI). Le 3 décembre 1907, l'état de l'enfant étant loin de s'améliorer, M. le professeur Estor décide d'agir plus activement. L'enfant est anémique, pas très amaigri cependant ; l'état général est médiocre.

Voici quel est à ce jour l'état des lésions :

1° Au niveau du coude droit, l'avant-bras est en flexion sur le bras en faisant un angle de 145° environ. L'articulation du coude est notablement tuméfiée ; de plus, sur sa face interne il existe trois orifices fistuleux. On sent d'abondantes fongosités à la face externe et postérieure du coude ; la flexion de l'avant-bras sur le bras n'arrive pas à l'angle droit, l'extension est également très limitée, les mouvements de pronation et de supination sont indemnes. La circonférence maxima du coude est de 18 centimètres. Les ganglions épitrochléens sont engorgés, les ganglions de l'aisselle ne sont pas pris.

2° Sur la face externe du bras gauche se trouve une gomme tuberculeuse ulcérée de la dimension d'une pièce de deux francs.

3° Polyadénite cervicale non suppurée à droite et à gauche, surtout développée du côté gauche ; ganglion préauriculaire gauche suppuré et fistulisé.

4° Spinas ventosas de la première et de la quatrième phalanges du quatrième orteil du pied gauche.

Rien à l'appareil pulmonaire.

A partir d'aujourd'hui l'articulation malade sera traitée par la méthode de Bier.

Ce traitement a été fait du 3 décembre 1907 au 15 décembre, puis interrompu jusqu'au 15 janvier 1908.

30 janvier 1908. — La circonférence du coude mesure 20 centimètres.

1er février 1908. — Il n'existe plus que deux orifices fistuleux au coude droit, mais les mouvements de flexion et d'extension, de pronation et de supination sont complètement abolis. Le mal s'est étendu en hauteur. Il s'est produit en somme une aggravation manifeste.

A partir d'aujourd'hui on supprime le Bier et l'on se décide à essayer le traitement sérothérapique de Marmorek.

Le poids est de 18 kil. 500 avec un petit pansement au coude. Le pouls est à 88. On donne un lavement quotidien de 5 centimètres cubes du 1er au 8. Repos jusqu'au 15; nouvelle série du 15 au 22; repos; nouvelle série du 28 février au 14 mars; repos; nouvelle série du 21 au 29. Le traitement ne provoque pas de fièvre, mais on le cesse car l'état général s'est légèrement aggravé. Poids (autant que possible dans les mêmes conditions que plus haut) : 17 kilogs; pouls, 98. L'état local est stationnaire.

## OBSERVATION IX

### Adénite tuberculeuse ulcérée.

Mlle F. P., âgée de 18 ans, entre à l'hôpital le 29 octobre 1907 dans le service de M. le professeur Forgue, salle Dubreuilh, n° 27, pour des abcès au cou.

*Antécédents personnels.* — A 5 ans elle a eu la fièvre

typhoïde. Depuis elle s'enrhume assez facilement l'hiver.

*Antécédents héréditaires.* — Les parents sont en bonne santé ; elle a deux frères et deux sœurs bien portants.

10 novembre 1907. — La maladie actuelle a débuté au mois de juillet dernier par un abcès dentaire au niveau de la quatrième molaire droite inférieure. On a arraché la dent et l'abcès s'est ouvert dans la bouche. En septembre a apparu un peu au-dessous, au niveau de l'angle du maxillaire du même côté, une tuméfaction indolore qui a ulcéré la peau et s'est fistulisée. Puis, vers la fin d'octobre, toute la région sous-maxillaire et cervicale latérale droite supérieure s'est enflée, et une deuxième fistule s'est formée. On l'a traitée jusqu'à ce jour par des injections d'éther iodoformé.

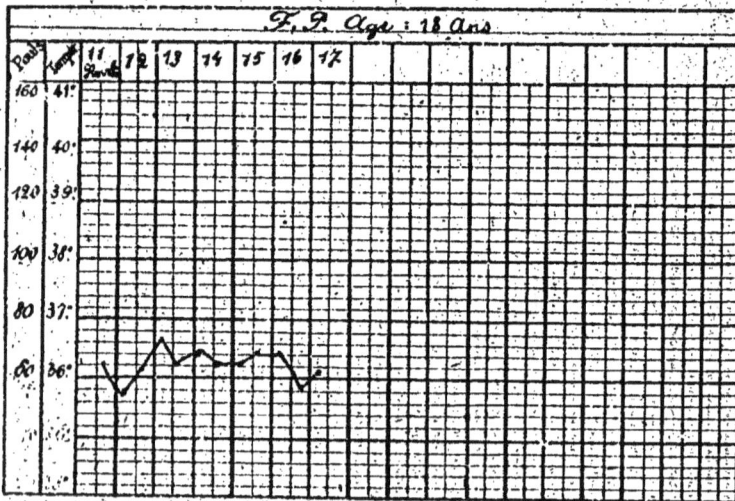

Aujourd'hui nous trouvons à l'examen une tuméfaction de la région sous-maxillaire droite, bilobée d'environ 5 centimètres dans chacune de ses dimensions. La peau est rougeâtre et il s'y trouve deux fistules superposées, par où s'écoule du pus jaune, séreux et grumeleux où l'examen décèle des bacilles de Koch. Rien aux autres appareils.

11 novembre 1907. — Nous supprimons tout traitement, la plaie est pansée simplement aseptiquement et nous commençons le traitement sérothérapique anti tuberculeux par des lavements quotidiens de 5 centimètres cubes.

La tuméfaction disparaît, les fistules se ferment et le 18 novembre 1907, la malade sort, paraissant guérie.

## Observation X

### Sacro-coxalgie fistulisée.

F. C., journalier, âgé de 26 ans, entre le 22 novembre 1907, dans le service de M. le professeur Forgue, salle Delpech, n° 30, pour une suppuration de la région lombo-sacrée.

*Antécédents personnels.* — Etant jeune, il a eu une fièvre infectieuse indéterminée.

*Antécédents héréditaires.* — Mère morte d'hémorragie cérébrale il y a un an, son père est bien portant. Il est marié : sa femme est en bonne santé ; il a eu un enfant mort dans les premiers jours d'une hémorragie ombilicale.

25 *novembre* 1907. — Notre malade avait ressenti au mois de septembre 1906 des douleurs dans le bas des reins. Il se fit des frictions. Puis la douleur s'accentua ; elle rendait la marche pénible et empêchait le malade de se baisser. La douleur augmentait quand il s'asseyait et s'atténuait par le repos. Le 8 décembre apparut dans la

région lombo-sacrée une tuméfaction, et les douleurs cessèrent. Il y mit des cataplasmes. La tuméfaction augmenta jusqu'au volume du poing et s'ouvrit une nuit, en février. Il en résulta une fistule. En avril, il alla voir un médecin qui y injecta de l'éther iodoformé. Mais le pus continua à couler jusqu'en septembre où, à la suite de cautérisations ignées, la fistule s'est fermée. Peu de temps après les douleurs ont recommencé.

Actuellement il souffre du bas des reins, surtout lorsqu'il marche et lorsqu'il s'assied. L'état général est bon ; il n'a pas maigri mais seulement un peu pâli.

À l'examen, nous trouvons vers le bord supérieur du sacrum et à 2 ou 3 centimètres en dedans de l'épine iliaque postéro-supérieure droite, une fistule siégeant au milieu d'une cicatrice violacée. Par pression il en sort un liquide séreux, contenant de petits grumeaux jaunes. La pression directe révèle de la douleur au niveau de l'apophyse épineuse de la deuxième vertèbre sacrée et au niveau de l'épine iliaque postéro-supérieure droite. Pas de douleur localisée au niveau de la colonne vertébrale. À distance, on détermine de la douleur aux mêmes points par la manœuvre de Larrey et par celle d'Erichsen. Rien aux articulations coxo-fémorales. Rien aux poumons. Le pouls est à 100. Le poids est de 55 kilogr. 500.

L'examen du pus a décelé du bacille de Koch.

*Diagnostic.* — Sacro-coxalgie droite fistulisée.

*Traitement.* — Nous faisons tous les deux jours dans l'orifice fistuleux une injection de sérum de Mamorek, à partir du 4 novembre 1907. On continue pendant deux semaines. Comme aucun résultat ne se produit, nous lui donnons à partir du 20 le sérum en lavements quotidiens. Repos du 1er décembre au 7, reprise du 7 au 15.

15 décembre. — L'état local est le même. L'appétit

est un peu diminué. Poids exactement identique. Pouls :
120.

Le 28, on se décide à faire l'opération consistant en un
curettage des os malades. Il sort le 10 janvier paraissant
guéri.

## OBSERVATION XI

### Coxalgie

P. V., âgé de 13 ans. Service de M. le professeur Estor.
Cet enfant a depuis un temps indéterminé une coxalgie
gauche. Les antécédents nous manquent absolument. Il
a été traité par l'immobilisation dans des appareils plâ-

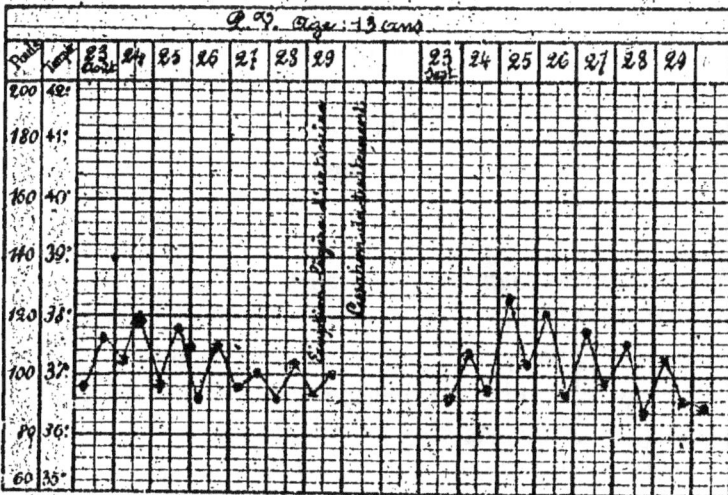

très. Au commencement d'août, on change l'appareil et
l'on constate de la douleur au niveau de l'articulation
malade, douleur que l'on réveille par la percussion à dis-

tance. Tous les mouvements de la cuisse sur le bassin sont limités.

Le 23 août 1907, l'enfant étant dans un plâtré, on commence le traitement sérothérapique. Tous les jours on lui fait une injection sous-cutanée de 5 cc. de sérum. Un peu de fièvre. Au bout de 4 jours, il se produit un peu d'urticaire autour du lieu de la piqûre, ce qui fait cesser le traitement.

On le reprend le 23 septembre en lavements. Toujours un peu de fièvre les premiers jours et l'enfant a été assez agité au début. Une série de sept. Quelque temps après l'enfant est examiné : état stationnaire, il rentre chez lui.

## Observation XII

### Péritonite tuberculeuse ulcérée

X..., âgé de 29 ans, employé de commerce, entre, le 29 octobre 1907, dans le service de M. le professeur Forgue, salle Delpech, n° 10. Il se plaint de douleurs et d'une tuméfaction de l'abdomen.

*Antécédents personnels.* — Il a eu la fièvre typhoïde à l'âge de 10 ans. Pendant son service militaire, il a eu des rhumatismes. Quelques mois après, une adénite sous-maxillaire gauche qui a été incisée. Elle a reparu il y a deux mois, s'est ouverte et restée fistulisée.

*Antécédents héréditaires.* — Rien de particulier.

Il y a environ trois mois, le malade a senti une douleur vague dans le flanc droit, et il a alors quitté son travail. Une quinzaine de jours après est survenue en ce point une tuméfaction qui n'a cessé de croître jusqu'à aujourd'hui. Actuellement il en souffre beaucoup, surtout lors-

qu'il tousse, et cette douleur est absolument localisée.
L'appétit est très diminué et la diarrhée est continuelle.

Il tousse assez souvent, mais n'expectore pas. Dyspnée
facile. L'état général est mauvais. Il a le faciès terreux.
Il a maigri de 20 kilos depuis le début de sa maladie.

A l'examen, nous trouvons dans le flanc droit une
tuméfaction assez bien limitée et mesurant environ
15 centimètres dans tous ses diamètres. La peau est
rouge à sa surface et amincie. La tumeur est mate et
fluctuante et paraît près de s'ouvrir. La pression est douloureuse en ce point. Le reste du ventre est souple et
indolore. Quelques ganglions inguinaux, surtout du côté
correspondant.

Au poumon, nous constatons au sommet droit et en
arrière, de nombreux craquements.

Au cœur, rien de particulier. Le pouls est à 100.

Au cou nous trouvons, dans la région sous maxillaire
gauche, la cicatrice d'une incision, et dans la région parotidienne, quelques ganglions indurés et un autre fistulisé.

*Diagnostic.* — Péritonite tuberculeuse enkystée.

*Traitement.* — En fin novembre opération. On tombe
dans une collection péritonéale enkystée, contenant
environ 1/2 litre de pus panaché et fétide. On panse sans
suturer. L'examen microscopique décèle des bacilles de
Koch associés à des microbes banaux, surtout du coli-
bacille.

Les jours suivants le malade maigrit, la plaie a peu de
tendance à se refermer.

4 décembre. — On commence le traitement sérothérapique. Du 4 décembre au 11, on donne un lavement de
5 centimètres cubes tous les 2 jours ; du 11 au 18 un
tous les jours. Du 18 au 30 une injection sous-cutanée
tous les deux jours. Repos jusqu'au 6 janvier. Du 6 au

13 nouvelle série d'injections quotidiennes ; du 13 au 17 lavements quotidiens. Le 17 janvier le malade veut absolument sortir.

*État à ce jour.* — L'état local a peu varié : à peine si la plaie bourgeonne. L'adénite parotidienne est identique. L'état général a continué à décliner : l'appétit a presque disparu, la diarrhée est incessante, le faciès terreux, l'amaigrissement profond.

## OBSERVATION XIII

### Ostéite tuberculeuse fistulisée

R. C., âgé de 19 ans, cultivateur à Campemg (Haute-Garonne) entre le 19 août 1907 dans le service de M. le professeur Forgue, salle Delpech, n° 26. Ce jeune homme prétend s'être toujours bien porté jusqu'à présent.

Il tomba malade au mois d'avril 1907. Il se mit à souffrir de la jambe droite, surtout pendant la marche, et à boiter. Le 24 avril, souffrant davantage, il fut obligé de quitter son travail et il s'aperçut alors que cette jambe était enflée. Son médecin a porté le diagnostic d'ostéite tuberculeuse de l'extrémité supérieure du tibia avec abcès. Il l'a ponctionné et y a fait des injections d'éther iodoformé. Il a coulé du pus pendant deux ou trois jours, puis l'ouverture s'est fermée. L'extrémité supérieure de la jambe a continué à se tuméfier et les douleurs ont recommencé.

Le 20 août 1907, ouverture de nouveau par M. le professeur-agrégé Riche. Il trépane l'extrémité supérieure du tibia et curette les parties malades. Depuis, la cicatrisation s'est faite, mais il est resté une fistule.

1er décembre 1907. — Nous trouvons sur la partie supérieure de la face antéro-externe du tibia une cicatrice oblique longue d'environ 12 centimètres. Sa portion inférieure est violacée, plissée et complètement cicatrisée. La partie moyenne est occupée par des bourgeons charnus. En haut, enfin, persiste une fistule qui, par la pression profonde du plateau tibial externe, donne issue à un peu de pus séreux à grumeaux jaunes. Douleurs à la pression en ces points. L'articulation du genou paraît indemne, tous les mouvements se font sans douleur. Le pus examiné décèle du bacille de Koch.

Au sommet gauche du poumon on entend des craquements, au sommet droit des sous-crépitants. L'état général est mauvais. Le malade est maigre, sans appétit, il tousse et crache. Le pouls égale 121. Poids : 55 kilog.

Diagnostic : ostéite tuberculeuse de l'extrémité supérieure du tibia et du péroné.

4 décembre. — Nous commençons aujourd'hui le traitement sérothérapique par lavements de 5 centimètres cubes tous les deux jours.

Une série du 4 décembre au 16, pas de fièvre après. Du 16 au 24, lavements quotidiens. Du 24 au 31, repos. Du 1er janvier 1908 au 8, nouvelle série de lavements quotidiens.

Le malade veut nous quitter et sort le 12 janvier. État à ce jour : L'amaigrissement s'est accentué. Poids : 51 kilog. La toux est plus fréquente. Pouls : 126.

Au-dessus de la cicatrice un gonflement est apparu, et l'on y décèle la fluctuation en même temps que la pression y est devenue plus douloureuse.

## OBSERVATION XIV

### Coxalgie

J. A..., âgé de 17 ans, voiturier, entré le 4 décembre 1907, dans le service de M. le professeur Forgue, salle Delpech, n° 19.

6 décembre 1907 : *Antécédents personnels.* — Ce jeune homme n'a eu comme maladie que la rougeole, étant très jeune.

*Antécédents héréditaires.* — Son père a des troubles digestifs depuis l'année passée et tousse beaucoup. Sa mère se porte bien. Deux frères et deux sœurs en bonne santé.

Notre malade est fatigué depuis environ deux ans. Il a commencé par boiter et par souffrir dans l'aine droite. Ses douleurs augmentaient par la marche, néanmoins il a continué à travailler. Il y a un mois et demi, à la suite de courses à bicyclette immodérées, les douleurs sont devenues bien plus fortes et l'ont obligé à se coucher le 5 novembre.

Actuellement il ne peut ni se tenir debout, ni marcher à cause de la douleur ; mais il est très soulagé par le repos. Bon appétit, état général excellent.

Examinant le malade, nous voyons que la cuisse droite est atrophiée et que le membre, légèrement fléchi, est en abduction et en rotation externe. L'épine iliaque correspondante est abaissée et il existe de l'ensellure lombaire.

Nous provoquons de la douleur par la pression directe sur la tête fémorale en avant, mais surtout en arrière et à distance par la pression sur le grand trochanter, le genou et le talon. Il y a quelques ganglions dans les aines de chaque côté. Les mouvements de la cuisse sont limités et douloureux pour la flexion ; l'abduction est impossible.

Au poumon, quelques frottements au sommet droit.

Pouls : 88.

Diagnostic : Coxalgie droite à la première période.

*Traitement*. — A partir d'aujourd'hui et pendant trois semaines, nous lui donnons des lavements quotidiens de 5 cc.

Les douleurs persistant aussi intenses, M. le professeur Forgue fait placer le malade dans un appareil plâtré le 24 décembre, et cesser le traitement sérothérapique.

## OBSERVATION XV

### Ostéite tuberculeuse fistulisée.

M⁰ᵉ A. B..., âgée de 42 ans, jardinière, entre le 15 novembre 1907, dans le service de M. le professeur Forgue, salle Dubreuilh, n° 4.

*Antécédents personnels*. — Cette dame a eu à plusieurs reprises des abcès froids à la partie postérieure du cou. Elle est sujette à s'enrhumer ; l'hiver passé, elle a gardé un enrouement quatre mois. Cet hiver elle tousse depuis trois mois environ. A eu cinq grossesses.

*Antécédents héréditaires*. — Rien de particulier.

La maladie actuelle a débuté il y a six mois par une douleur dans l'avant-bras droit. Bientôt il est apparu de la tuméfaction et la peau a rougi. Un mois et demi après, l'abcès s'est ouvert.

A l'examen nous trouvons à la partie moyenne de l'avant-bras sur le bord cubital une plaie et un trajet fistuleux. La plaie, d'une longueur de 7 à 8 c/m et d'une largeur de un travers de doigt, est occupée par des bourgeons charnus, grisâtres, recouverts d'un pus jaune-brun, mal lié.

Au centre se trouve une fistule. Autour existe une zone tuméfiée. En explorant au stylet la fistule on tombe sur un os dénudé et en partie friable, et l'on provoque de la douleur. Le pus contient des bacilles de Koch.

L'état général est moyen, la malade a beaucoup maigri; mais elle a bon appétit et digère bien.

Aujourd'hui, 12 décembre, le poids est de 42 kg., le pouls est à 88. Au poumon, légère induration du sommet gauche.

*Diagnostic.* — Ostéite tuberculeuse de la diaphyse du cubitus.

*Traitement.* - A partir du 13 décembre 1907, lavement tous les deux jours de 5 centimètres cubes, jusqu'au 25, puis tous les jours jusqu'au 12 janvier.

A ce jour la malade, ne se trouvant pas mieux, sort de l'hôpital. Etat général et état local identiques. Pouls à 120.


## OBSERVATION XVI

### Coxalgie.

G... S.-P., âgée de 18 ans, cultivateur, domicilié à Barre-des-Cévennes (Lozère). Rentre le 18 août 1907 pour coxalgie, dans le service de M. le professeur Forgue, salle Delpech, n° 20.

*Antécédents personnels.* — A cinq ans il a eu la rougeole. A 16 ans il a eu une attaque de rhumatisme articulaire aigu généralisé, qui a duré vingt-cinq jours.

*Antécédents héréditaires.* — Le père est rhumatisant et très sujet à s'enrhumer. La mère est bien portante. Il a quatre sœurs dont trois vont bien ; l'autre a eu deux bronchites deux années de suite.

2 décembre 1907. — La maladie a débuté en avril dernier par de violentes douleurs dans la hanche, surtout à la suite des marches et des fatigues. Il se mit alors à boiter. Les douleurs s'accentuent de plus en plus et le 18 août il entre à l'hôpital où on le traite pour coxalgie droite. Il est mis de suite au lit avec extension continue.

Aujourd'hui nous l'examinons. La cuisse droite, qui était en flexion et en rotation externe, est maintenant en position normale. Les mouvements sont très limités et se communiquent au bassin. Il y a de l'ensellure lombaire et de l'atrophie musculaire : à 10 centimètres au-dessus des épines iliaques, la cuisse droite mesure 44 centimètres de circonférence, la gauche 48.

La pression directe provoque de la douleur en arrière sur la tête fémorale, et indirectement en appuyant sur le grand trochanter.

Rien aux poumons. Pouls à 84, le malade ne peut être pesé à cause de son extension continue.

Le 4 décembre 1907, nous commençons le traitement sérothérapique, consistant en lavements quotidiens de 5 centimètres cubes. Ils n'amènent ni fièvre, ni aucun incident, mais l'état ne se modifie pas. Aussi le 21 décembre M. le professeur Forgue fait-il mettre le malade dans un grand appareil plâtré.

## OBSERVATION XVII
### Coxalgie

H. M., âgé de 29 ans, journalier à Marvejols, entre le 13 novembre 1907, dans le service de M. le professeur Forgue, salle Delpech, n° 21.

*Antécédents personnels.* — Ce malade a eu la rougeole à 3 ans, à 5 ans un abcès froid vers l'appendice xiphoïde.

*Antécédents héréditaires.* — Rien de particulier.

Le début de la maladie actuelle remonte à 4 ans. Il a commencé par sentir de temps en temps sa jambe devenir raide pendant la marche. En juillet 1907, la gêne est devenue plus grande et il s'est mis à souffrir de plus en plus; aujourd'hui il souffre tellement que toute marche est impossible sans béquilles. La douleur siège dans la hanche et dans le genou.

A l'examen nous constatons que la cuisse gauche est en flexion légère et un peu en abduction, l'épine iliaque est abaissée. La cuisse a une atrophie musculaire très marquée. Par la palpation on détermine une douleur moyenne par la pression sur la tête fémorale en avant et en arrière. Mais la douleur est surtout extrême lorsque l'on appuie sur le grand trochanter. Les mouvements sont horriblement douloureux et tout de suite arrêtés, le bassin suit la cuisse, il y a de l'ensellure lombaire. La circonférence de la cuisse malade a 4 centimètres de moins que la cuisse saine, en les prenant au même niveau.

Au poumon, nous trouvons de l'expiration prolongée et quelques frottements au sommet droit. Le pouls est à

64. Le malade pèse 70 kil. 800. Etat général moyen Le diagnostic est coxalgie gauche.

On commence le traitement sérothérapique le 4 décembre et l'on donne une série de lavements pendant trois semaines, soit 21.

Le 25 décembre, l'état général et l'état local ne présentant pas d'amélioration, M. le professeur Forgue fait placer le malade dans un appareil plâtré. Il tient absolument à quitter l'hôpital le 29 décembre.

## OBSERVATION XVIII
### Abcès froids ossifluents

A... G., cultivateur à Mauguio, entre le 2 décembre 1907, dans le service de M. le professeur Forgue, salle Delpech, n° 18.

Ce jeune homme n'a jamais été malade. Il a eu, il y a un an, dans la région lombaire droite, un abcès qui a été ouvert par M. le médecin-major Toubert. Injection d'éther iodoformé ; cicatrisation deux mois après. Au mois d'août est apparu un nouvel abcès un peu au-dessus, qui s'est ouvert spontanément : injection d'éther iodoformé dans la fistule, et fermeture peu de temps après. Depuis trois mois, un autre abcès est survenu dans la même région, mais à gauche.

Aujourd'hui, 11 décembre, nous constatons les lésions suivantes. Dans la région lombaire on trouve du côté droit deux petites cicatrices arrondies, l'une dans la région correspondant à la partie moyenne de la 12e côte, l'autre vers le sommet de l'apophyse transverse de la deuxième vertèbre lombaire. A gauche on voit une tumeur

légèrement saillante, ayant environ 10 centimètres de
diamètre. Elle est indolore, fluctuante et sans changement
de coloration de la peau. Pas de douleur à la pression des
apophyses épineuses, un peu à la pression de la 12ᵉ côte
et un peu à la pression de la deuxième lombaire.

Il tousse et crache un peu, parfois avec quelques filets
de sang. En effet nous constatons de la submatité et des
craquements au sommet droit.

L'état général est très bon. Poids : 69 kil. 800. Pouls
à 84.

*Diagnostic.* — Abcès froids, sans doute d'origine os-
seuse.

*Traitement.* — On traite le malade par des lavements
quotidiens de sérum de Marmorek. Comme ils ne pro-
duisent aucune réaction et que l'abcès paraît évoluer
quand même, nous n'interrompons pas le traitement
et nous donnons, à partir du 14 décembre 1907, 25 lavements. Mais l'abcès se ramollit de plus en plus, la peau
devient violacée et amincie et est sur le point de s'ouvrir.
Pour éviter une fistule on se décide à intervenir. Le 8
janvier, l'abcès est ponctionné aseptiquement : il en sort
un liquide séreux à grumeaux jaunâtres et l'on injecte
dans la cavité de l'éther iodoformé. A l'examen bactério-
logique on trouve des bacilles de Koch à l'état de pureté.

Le malade sort le 11 janvier, paraissant guéri. Poids
identique, pouls aussi. Il revient huit jours après ; l'abcès
s'est reformé.

## OBSERVATION XIX

### Tumeur blanche fistulisée

Mme E. Ch..., âgée de 37 ans, ménagère à Huedon,
entrée le 16 septembre 1907 dans le service de M. le professeur Forgue, salle Dubreuilh, nº 7.

*Antécédents.* — Cette dame n'a jamais eu d'autre maladie. Elle est mariée ; son mari est bien portant. Elle n'a pas eu d'enfants. Son père est mort âgé, d'une maladie inconnue ; sa mère, d'une fluxion de poitrine.

La maladie actuelle remonte à environ six ans. Elle souffrait du pied gauche, surtout pendant la nuit, mais elle n'y fit guère attention. En janvier 1906, elle vit le cou-de-pied enfler, les douleurs augmentèrent, et elle ne put marcher qu'avec l'aide d'une canne. Elle fit alors, sur les conseils de son médecin, des frictions sur la partie malade. Le 15 août 1907 elle s'est mise au lit et ne s'est plus levée dès lors.

Le 1er octobre dernier on l'a opérée ; on lui a fait une arthrotomie, suivie du curettage de toutes les parties malades, puis elle a été immobilisée.

Actuellement elle ne souffre plus, mais elle a une plaie qui suppure.

Elle ne tousse pas, mais elle a assez maigri et a perdu ses forces. Jamais de fièvre.

A l'examen (13 décembre 1907), nous trouvons un gonflement assez grand de tout le pied gauche, avec prédominance au niveau du cou-de-pied. Au-dessous de la malléole externe se trouve une fistule donnant issue à du pus ayant tous les caractères du pus tuberculeux. Rien aux poumons. Pouls : 88.

*Diagnostic.* — Tumeur blanche fistulisée du cou-de-pied gauche. Traitement par le sérum de Marmorek. A partir du 14 décembre 1907, une série de 6 lavements de 5 centimètres cubes tous les deux jours, puis une série de 6 tous les jours. Repos jusqu'au 8 janvier. On reprend les lavements quotidiens pendant 12 jours de suite, car la malade a hâte d'en finir. Ils ne provoquent pas de fièvre, mais l'appétit diminue. Localement le pied continue à grossir. Le pouls est monté à 100 pulsations par minute. Le 24 janvier nous faisons une tarsectomie très large, suivie de curettage.

## OBSERVATION XX

### Tumeur blanche.

Mme A. B. a déjà été traitée une fois (observation XV). Le 15 janvier el le rentre de nouveau.

La malade se plaint de ressentir depuis deux ou trois jours des douleurs dans le cou-de-pied gauche. En même temps, dit-elle, la région a commencé à enfler. A l'examen nous voyons le cou-de-pied gauche occupé par une tuméfaction qui le rend cylindrique ; les creux normaux ont disparu. La palpation permet de sentir des fongosités et fait apparaître des douleurs surtout à la pression de la partie antérieure de l'article. Les mouvements sont très limités et douloureux. La circonférence du membre au niveau des malléoles mesure 25 centimètres, celle du cou-de pied sain mesure au même niveau 21 centimètres. Le pouls est à 120.

*Diagnostic.* — Tumeur blanche du cou-de-pied gauche.

Nous recommençons le traitement par des lavements quotidiens ininterrompus. Le 31 janvier, le malade ne se voyant pas mieux veut absolument quitter l'hôpital.

Etat général identique. Au niveau du cou-de-pied l'état des lésions est le même.

## Observation XXI

### Tuberculose hypertrophique de la vulve

Mme C..., âgée de 35 ans, habitant Agde, entrée dans le service de M. le professeur Forgue le 3 décembre 1907, salle Dubreuilh, n° 19.

*Antécédents personnels.* — Elle a eu à 19 ans des ganglions tuberculeux dans la région sous-maxillaire, dont elle a été opérée par M. Estor. L'année suivante elle a eu une fluxion de poitrine. D'ailleurs elle a toujours été sujette à s'enrhumer l'hiver.

*Antécédents héréditaires.* — Sa mère est morte lors de sa naissance ; son père d'une hernie étranglée.

La maladie actuelle a débuté il y a environ deux ans par une petite grossesse dans la grande lèvre droite, puis dans la gauche et enfin dans les aines. Peu de temps après les règles ont disparu, puis la jambe droite a commencé à enfler. Puis la gauche et toutes les deux sont devenues très enflées. Quelques mois après il est apparu aux environs du genou gauche deux abcès qui se sont ouverts et ont coulé pendant une quinzaine de jours. Il est resté une cicatrice violacée. Puis les jambes ont diminué de volume, mais la gauche seule a repris son volume primitif.

A l'examen nous sommes frappé au premier abord par l'aspect de la vulve dont les grandes lèvres sont très hypertrophiées. La grande lèvre droite est la plus grosse, elle est piriforme, à grosse extrémité inférieure et du volume du poing. La grande lèvre gauche est moitié moins volumineuse. Leur surface est irrégulière, couverte de végétations sessiles et isolées, sauf au niveau de la fourchette où il y en a une vingtaine agglomérées en choux-fleurs. La peau, dont la coloration est normale, est humide par suite d'une sécrétion à odeur fade et *sui generis*.

La consistance est généralement ferme avec des points beaucoup plus indurés.

Vers le haut et sur les côtés la tuméfaction remonte jusque dans les aines. Mais ici elle est profonde et affecte nettement les ganglions, dont quelques-uns sont encore isolés, mais dont la plupart agglomérés présentent certains points ramollis. Les ganglions, surtout du côté gauche, sont pris et paraissent plus ramollis.

En effet, ils s'ouvrent de ce côté le 20 décembre 1907. Il en sort du pus séreux avec des grumeaux jaunâtres, qui à l'examen décèle des bacilles de Koch. Il en résulte une fistule à bords décollés et violacés. Jambe droite œdématiée. État général bon. Rien aux poumons. Pouls : 72.

*Diagnostic*. — Tuberculose hypertrophique de la vulve et adénite inguinale tuberculeuse.

*Traitement*. — Du 25 décembre au 1er janvier, lavements quotidiens de sérum. Repos de 8 jours. Comme nous ne percevons pas d'amélioration nous reprenons le 0 le traitement par injections sous-cutanées. Rien de nouveau, l'état local est identique, le pouls est monté à 120. Sur les instances de la malade, nous l'opérons le 16 janvier.

Une coupe faite ultérieurement dans les grandes lèvres par le docteur Massabuau, chef de clinique, a confirmé la nature tuberculeuse de l'affection.

## OBSERVATION XXII

### Coxalgie

M. R., âgé de 17 ans, né à Zanzibar, entré le 23 octobre 1907, dans le service de M. le professeur Forgue, salle Delpech, n° 3, pour des douleurs à la hanche gauche.

Il souffre depuis un an environ de cette région, surtout après la marche. Il tousse un peu.

A l'examen on trouve le membre inférieur gauche en flexion, abduction et rotation en dehors. Par la palpation de la tête fémorale on provoque facilement de la douleur, qui est réveillée à distance par la pression sur le grand trochanter et sur le talon.

Au poumon on trouve au sommet droit et surtout en arrière de la submatité, accompagnée de frottements et de l'expiration prolongée.

*Etat général.* — Il a un peu maigri dans ces derniers temps. Pouls : 86.

*Diagnostic.* — Coxalgie gauche.

*Traitement.* — Le 3 novembre 1907 le malade est placé dans un appareil silicaté jusqu'au 20 janvier et on lui fait des injections de cacodylate de soude. Ce jour-là on le change par un appareil plâtré et l'on constate en même temps que les lésions n'ont subi aucun changement. On commence alors le traitement sérothérapique en piqûres, le malade se refusant absolument aux lavements.

Du 20 au 27, première série de 5 cc. chacune. Repos. Deuxième du 5 février au 13. Le 14 on s'aperçoit que le malade présente un gros ganglion à l'aine droite. Il disparaît au bout de 4 à 5 jours. Troisième série du 20 au

28. Nous nous apercevons alors d'une gomme sous-cutanée au niveau du poignet droit que le malade nous dit être
apparue il y a deux jours. Changement de l'appareil,
rien de nouveau.

Devant l'état stationnaire de la coxalgie et l'apparition
par contre de l'adénite, puis de la gomme, nous supprimons le traitement sérothérapique. Aux poumons : même
état. Pouls : 88.

## Observation XXIII

### Coxalgie fistulisée

J. C., âgé de 5 ans 1/2, domicilié aux Vidals près
Lacaune (Tarn), entré à l'hôpital le 29 octobre 1907 dans
le service de M. le professeur Estor.

*Antécédents personnels.* — Rien à signaler.

*Antécédents héréditaires.* — Le père est mort tuberculeux ; la mère est bien portante.

La maladie actuelle a débuté en février 1907. L'enfant
a été immobilisé par un médecin de campagne, après le
diagnostic de coxalgie, dans une gouttière en bois primi-
tive pendant trois ou quatre mois. Un abcès inguinal
s'est ouvert vers le milieu d'octobre 1907.

*État actuel le 5 décembre 1907.* — L'état général du
malade est assez bon. Le membre inférieur droit est placé
en rotation externe et paraît raccourci. Au niveau du pli
de l'aine droit, nous trouvons un orifice fistuleux qui
donne issue à une grande quantité de pus. Le grand trochanter du côté droit fait une saillie anormale. La pression au niveau de la tête fémorale est très douloureuse
en avant ; en arrière, au contraire, elle ne l'est pas. Le

raccourcissement réel est de 1/2 centimètre. L'ankylose commence à se faire.

L'appétit est bon. Rien aux poumons. Pouls : 90.

*Diagnostic.* -- Coxalgie droite fistulisée.

*Traitement.* — Depuis le 4 janvier le malade est traité par des séries de 7 lavements quotidiens de 5 cc. avec repos intercalés. Il reçoit ainsi 45 lavements en 7 séries, qui ne déterminent aucune réaction ; la septième est interrompue par une coqueluche, pour laquelle nous l'envoyons aux contagieux. A ce moment nous constatons que l'enfant a un peu maigri, l'appétit a un peu diminué. Le pouls n'a pas augmenté de fréquence. L'état local est identique, la fistule persiste.

## OBSERVATION XXIV

### Tumeur blanche

Fr. N..., âgé de 23 ans, entre dans le service de M. le professeur Forgue le 18 janvier 1908, salle Delpech, n° 15.

*Antécédents personnels.* — Ce jeune homme n'a jamais été malade auparavant.

*Antécédents héréditaires.* — Le père est mort d'accident ; la mère est bien portante ; il a trois sœurs en bonne santé.

La maladie actuelle a débuté il y a deux ans. Faisant alors son service militaire, il a ressenti un peu de douleur au niveau du poignet droit à l'occasion des mouvements. Mais cette douleur était légère et disparaissait par le repos. La douleur et la gêne fonctionnelle sont allées en augmentant jusqu'à aujourd'hui. On l'a traité par des applications locales diverses.

Actuellement (19 janvier 1908), le malade souffre dès qu'il fait des mouvements un peu étendus. Il dort bien, mange bien et ne se plaint de rien autre. Jamais de blennorragie.

A l'examen, nous trouvons le poignet droit légèrement augmenté de volume, surtout au niveau de la région antérieure. A la palpation, nous déterminons de la douleur par la pression directe au niveau du scaphoïde et du pyramidal, et par les mouvements actifs et passifs. Ces mouvements sont très limités. Nous percevons, en outre, un empâtement léger à la face antérieure du poignet. La circonférence du poignet sain, mesurée immédiatement au-dessous de l'apophyse styloïde du radius, a dix-huit centimètres ; celle du poignet malade a dix-neuf centimètres. Il n'y a pas d'atrophie musculaire perceptible au niveau de l'avant-bras.

Rien au poumon. L'appétit est très bon. Poids : 75. Pouls 100.

*Diagnostic*. — Tumeur blanche du poignet droit.

*Traitement*. — A partir d'aujourd'hui 18, nous lui faisons, tous les deux jours, une injection de sérum (5 centimètres cubes), puis le malade manifestant le désir de partir, tous les jours du 22 jusqu'au 31. Aucune amélioration ne se produisant, il tient absolument à sortir ce jour-là. Circonférence du poignet identique, le pouls et le poids n'ont pas changé.

## OBSERVATION XXV

### Tumeurs blanches

A... M., âgé de 26 ans, entre à l'hôpital le 24 janvier 1908 pour des douleurs siégeant dans le pied et le genou droits. Envoyé d'abord en médecine, il arrive en chirurgie dans le service de M. le professeur Forgue, le 4 février. il est couché à la salle Delpech, lit n° 10

*Antécédents personnels.* — Le malade nous dit avoir eu une pleurésie au mois de juillet dernier.

*Antécédents héréditaires.* — Ils sont très incomplets et vagues.

La maladie actuelle a débuté il y a environ quatre mois. A cette époque, le malade a commencé à souffrir du pied droit. Puis le pied s'est enflé, ensuite le genou, et à partir de ce moment, il s'est mis à tousser. Il rentre à l'hôpital d'Arles, y reste deux mois et demi, pendant lesquels on l'immobilise, puis il revient chez lui et enfin rentre à Montpellier.

Actuellement il nous présente les lésions suivantes :

*Pied droit.* — Il y a au niveau de l'interligne de Lisfranc une tuméfaction assez grande. La peau est devenue rougeâtre. Par la palpation on décèle un commencement de fluctuation. De plus l'extrémité postérieure des premier et cinquième métatarsiens est très douloureuse. Les mouvements sont abolis dans cette articulation, mais conservés dans les autres.

*Genou droit.* — Tout le genou est augmenté de volume, et devenu cylindrique ; par la palpation on sent des fongosités et l'on provoque de la douleur au niveau des extrémités osseuses. Les muscles de la cuisse sont atrophiés.

Aux poumons nous trouvons à la base droite de la matité et des frottements très nets ; au sommet gauche et surtout en arrière, de la submatité avec respiration rude. Pouls : 100.

*Diagnostic.* — Tumeurs blanches du pied et du genou droit. Pleurésie sèche.

*Traitement.* — Le 6 février on applique un appareil plâtré pour immobiliser le membre inférieur droit. Injections sous-cutanées de cacodylate de soude.

12 février. — Il se plaint du testicule droit. On trouve une légère induration de la tête de l'épididyme qui augmente les jours suivants et envahit bientôt tout l'épididyme.

16 février. — On cesse les injections de cacodylate et le malade reçoit à partir d'aujourd'hui une série de huit injections sous-cutanées de sérum de Marmorek de 5 centimètres cubes. Il supporte mal ces piqûres. Il se produit une légère inflammation de la région de la cuisse où elles sont faites ; les ganglions de l'aine sont augmentés de volume et douloureux. Les lésions épididymaires persistent ; l'état général reste stationnaire. Le traitement sérothérapique est alors continué en lavements.

27 février. — Le malade se plaint d'une violente douleur lombaire. Il ne peut fléchir le tronc et, en l'examinant, nous trouvons un point très douloureux par la pression au niveau de la deuxième lombaire. La température monte à 38°7.

29 février. — L'état général décline ; le malade est déprimé. Il continue à avoir de la fièvre. Hier la température a atteint 40°2 ; le pouls est à 118. En raison de l'ascension croissante de la courbe, les lavements sont

supprimés et le malade est mis au régime lacté. L'appareil plâtré est enlevé et nous constatons que les lésions du pied et du genou ont augmenté. Au pied, la fluctuation est très manifeste et le pus s'est collecté en deux abcès volumineux, sur le bord externe et sur le dos du pied. Les douleurs sont très vives. Le genou est très tuméfié et très douloureux au niveau du condyle.

2 mars. — La température est revenue à la normale depuis la suppression du traitement sérothérapique.

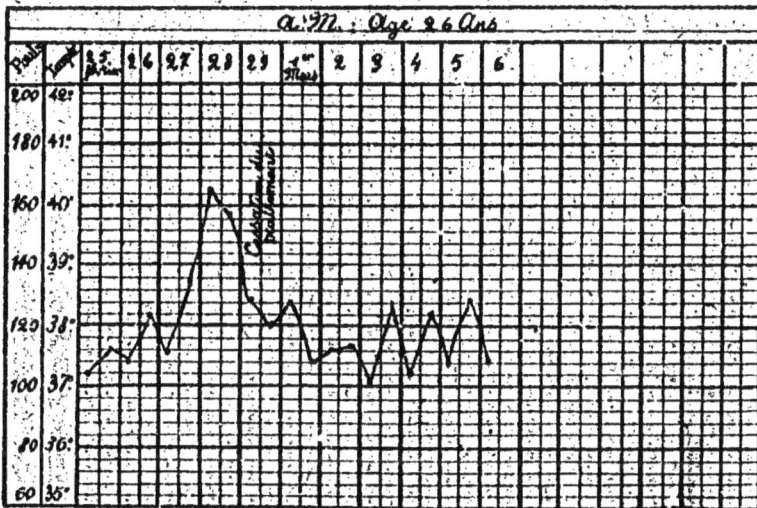

a. M. : Age 26 ans

7 mars. — Depuis hier le malade souffre un peu du testicule gauche. A la palpation, nous sentons une légère induration de la queue de l'épididyme. Le malade est très affaibli ; il est soumis à des lavements de sérum artificiel (3 de 100 gr.).

14 mars. — Depuis le 10, les lavements sont supprimés et le malade reçoit des injections de cacodylate de soude.

17 mars. — Les lésions ont beaucoup progressé du côté du pied. Aujourd'hui l'abcès s'ouvre. Le malade est pansé très aseptiquement. L'état général est toujours très mauvais. Le malade est découragé et ne veut plus accepter le traitement sérothérapique.

# CHAPITRE III

## RÉSULTATS

Nous venons d'exposer longuement et aussi minutieu-
sement que possible les observations de nos malades.
La technique générale nous a été indiquée par M.
Marmorek lui-même. Néanmoins, et nous tenons à le faire
remarquer, il nous a été impossible parfois de suivre
exactement ses indications. Quelquefois le manque momen-
tané de sérum nous a forcé à espacer davantage les séries.
Mais cela n'a pas été le cas le plus fréquent. Le plus
souvent, c'est des malades eux-mêmes que nous est venue
la cause des irrégularités. Certains ne voulurent entendre
parler à aucun prix de piqûres ; d'autres, au contraire, les
préféraient aux lavements ; et il a fallu quelquefois céder
à leurs exigences pour leur faire accepter le traitement
sérique. Enfin, dans d'autres cas, nous avons dû cesser
complètement le traitement sur la volonté formelle des
malades déçus par l'absence d'amélioration.

Ces réserves faites, voyons les résultats fournis par nos
observations. Ils nous paraissent d'autant plus probants
que nos cas n'ont pas été choisis, mais que nous avons
traité, au hasard de la clinique, tous ceux que nous avons
pu. Ces cas ont été divers ; les uns graves, les autres bénins ; certains étaient chez des enfants, d'autres chez des

adolescents, d'autres enfin chez des adultes. Nous avons traité des localisations variées de la tuberculose, non pas toutes les localisations possibles, car elles ne se sont pas présentées, mais un nombre suffisant pour qu'il paraisse possible de se faire une idée générale de la méthode. Enfin, ces tuberculoses étaient à des stades différents de leur évolution : les unes étaient fermées et par conséquent pures de toute association microbienne, les autres ouvertes et infectées secondairement.

La méthode d'abord est sans danger. Ce fait, hâtons-nous de le dire, paraît absolument constant. Au début, par suite d'observations erronées, on l'a accusée de provoquer la méningite ou la généralisation. Mais aujourd'hui on a changé d'avis : l'innocuité en a été reconnue par nous après tous les autres expérimentateurs ayant plusieurs milliers d'observations à leur actif. Certes, des cas de mort se sont produits chez nos malades, mais ils ne paraissent pas directement imputables au sérum. Ils sont survenus à longue échéance, alors que le traitement sérique était interrompu depuis longtemps et ils ont été le fait soit de l'aggravation des lésions, soit celui de la généralisation. Mais cependant, si tout danger de mort ou d'aggravation a paru ne pas être le fait du sérum, il n'en est pas de même de certains inconvénients qui se sont produits. D'ailleurs ils ne paraissent pas particuliers au sérum antituberculeux de Marmorek, on les a observés après l'emploi d'autres sérums. Par suite de phénomènes d'anaphylaxie qui commencent à être aujourd'hui mieux connus, ils ont paru être plus fréquents après les injections sous-cutanées qu'après les injections intra-rectales.

Il faut signaler d'abord une légère élévation de la température ; ce fut l'incident le plus fréquent. Débutant, en général, une heure après l'injection, elle nous a paru atteindre, d'une manière générale, son maximum deux heures après. Elle a varié de 2|10 de degré à plusieurs degrés, et nous avons vu dans quelques cas la température au dessous de 37° avant l'injection monter après au dessus de 39°. La chute de la température se produisait le lendemain un peu au dessus ou même au niveau de la normale pour remonter lors de l'injection suivante. Mais dans d'autres cas la chute de la température était très faible ou nulle le lendemain matin, et l'élévation était progressive, à tel point que nous avons dû, chez trois de nos malades, interrompre de ce fait le traitement.

D'une manière générale cependant, la fièvre a été légère. Elle a été presque constante chez les enfants, alors que nous ne l'avons constatée qu'une ou deux fois chez les adultes. Jamais elle n'a paru qu'une seule fois. Le plus souvent, comme on pourra s'en rendre compte dans la courbe ci-jointe, il s'est produit dès les premiers jours une légère élévation atteignant à peine un degré, durant deux ou trois jours et cessant sans interruption du traitement. Mais, lorsque plus tard nous avons repris une nouvelle série d'injections, la fièvre a réapparu avec les mêmes caractères que précédemment.

Le deuxième inconvénient remarqué a été les éruptions, phénomène fréquent d'ailleurs après toutes les injections de sérum. Ç'a été tantôt de l'urticaire, tantôt une éruption morbilliforme ou scarlatiniforme. Cette éruption a toujours débuté par le pourtour du point d'injection, y restant cantonné, ou, au contraire, comme dans un cas, envahissant tout le tégument. Les unes furent apyrétiques, les autres accompagnées de fièvre, à tel point que chez un de nos petits malades ces deux symptômes effrayèrent la personne chargée de le surveiller.

Une fois les piqûres ont été suivies pendant les premiers jours d'agitation.

Nous avons enfin remarqué comme inconvénient presque constant l'accélération du pouls augmentant en général d'une vingtaine de pulsations à la minute ; dans un cas même, après un traitement de deux séries de sept jours chacune avec une interruption de huit jours (observation XXI), le pouls est monté de 72 pulsations à 120. Cet inconvénient du sérum nous paraît relativement sérieux, car il exagère l'hypotension qui existe déjà si souvent dans les cas de tuberculose ; et l'on a remarqué que ces tuberculoses étaient précisément plus graves et plus rapides.

Tels sont les inconvénients de la méthode, voyons-en maintenant les avantages. Mais pour les étudier plus facilement, nous allons rechercher quelle a été la marche de la maladie sous l'influence du traitement.

Tableaux

| Nos. | MALADIES | DURÉE ET MODE DU TRAITEMENT | INCIDENTS | RÉSULTATS | |
|---|---|---|---|---|---|
| | | | | ÉTAT GÉNÉRAL | ÉTAT LOCAL |
| I | Tumeur blanche fistulisée. | 5 lavements quotidiens de 5 cc., puis 20 quotidiens de 10 cc. | Néant. | Stationnaire. | Stationnaire. |
| II | Péritonite tuberculeuse fistulisée. | Idem. | Néant. | Aggravation. | Stationnaire. |
| III | Gommes tuberculeuses. Spinas-ventosas fistulisés. | 13 injections de 5 cc., une tous les deux jours. | Poussée fébrile. — Eruption morbilliforme. | Stationnaire. | Stationnaire. |
| IV | Coxalgie. | 7 lavements quotidiens. Repos d'une semaine. — 7 nouveaux lavements. | Légère élévation de la température. | Stationnaire. | Stationnaire. |
| V | Tumeur blanche. | Idem. | Urticaire. — Très faible élévation de la température. | Stationnaire. | Stationnaire. |
| VI | Gommes tuberculeuses. | Injection locale. | Néant. | Stationnaire. | Aggravation. |
| VII | Coxalgie. | 6 injections quotidiennes. | Urticaire. — Fièvre. | Stationnaire. | Stationnaire. |
| VIII | Tumeur blanche. Spina-ventosa. Gomme tuberculeuse fistulisée. | 4 séries de 7 lavements quotid. | Accélération du pouls. | Aggravation. | Stationnaire. |
| IX | Adénite tuberculeuse ulcérée. | 7 lavements quotidiens. | Néant. | Stationnaire. | Amélioration. |
| X | Sacro-coxalgie fistulisée. | 8 injections locales, puis deux séries de 7 lavements quotid. | Accélération du pouls. | Stationnaire. | Stationnaire. |
| XI | Coxalgie. | 7 lavements quotidiens. Repos de 3 semaines. Nouvelle série. | Agitation et fièvre les premiers jours. | Stationnaire. | Stationnaire. |
| XII | Péritonite tuberculeuse ulcérée. | 4 lavements tous les 2 jours, puis 2 séries de 7 lavements quotidiens, puis une de 4. | Néant. | Aggravation. | Stationnaire. |

| Nos | MALADIES | DURÉE ET MODE DU TRAITEMENT | INCIDENTS | RÉSULTATS | |
|---|---|---|---|---|---|
| | | | | ÉTAT GÉNÉRAL | ÉTAT LOCAL |
| XIII | Ostéite tuberculeuse fistulisée. | Série de 4 lavements tous les deux jours, puis 2 séries de 7 lavements quotidiens. | Néant. | Aggravation. | Aggravation. |
| XIV | Coxalgie. | 3 semaines de lavements tous les jours. | Néant. | Stationnaire. | Stationnaire. |
| XV | Ostéite tuberculeuse fistulisée. | 7 lavements tous les 2 jours, puis 18 quotidiens. | Accélération du pouls : de 88 à 120. | Stationnaire. | Stationnaire. |
| XVI | Coxalgie. | 20 lavements quotidiens. | Néant. | Stationnaire. | Stationnaire. |
| XVII | Coxalgie. | 21 lavements quotidiens. | Néant. | Stationnaire. | Stationnaire. |
| XVIII | Abcès froids ossifluents. | 25 lavements quotidiens. | Néant. | Stationnaire. | Aggravation. |
| XIX | Tumeur blanche fistulisée. | 1 série de 6 lavements tous les 2 jours, puis 6 quotidiens. Repos, puis 12 quotidiens. | Accélération du pouls. | Stationnaire. | Aggravation. |
| XX | Tumeur blanche. | 10 lavements tous les jours. | Néant. | Stationnaire. | Stationnaire. |
| XXI | Adénite et tuberculose de la vulve. | 1 série de 7 lavements quotidiens, 1 série de 7 injections. | Accélération du pouls : de 72 à 120. | Stationnaire. | Stationnaire. |
| XXII | Coxalgie. | 3 séries de 7 injections tous les jours. | Néant. | Aggravation. | Stationnaire. |
| XXIII | Coxalgie fistulisée. | 6 séries de 7 lavements, 1 de 3. | Néant. | Stationnaire. | Stationnaire. |
| XXIV | Tumeur blanche. | 3 injections tous les 2 jours, puis 8 tous les jours. | Néant. | Stationnaire. | Stationnaire. |
| XXV | Tumeurs blanches. | 8 injections quotidiennes, puis 5 lavements quotidiens. | Néant. | Aggravation. | Aggravation. |

Nous verrons quels ont été les cas où il y a eu amélioration, ceux où l'état est resté stationnaire et ceux où il y a eu aggravation, le nombre total de nos cas étant de 25.

AMÉLIORATIONS. — 1° *De l'état local :* Dans un seul cas (observation IX), nous avons vu une amélioration remarquable à la suite d'un traitement quotidien de 5 centimètres cubes de sérum en injections intra-rectales pendant cinq jours; une adénite sous-maxillaire fistulisée reconnue bactériologiquement tuberculeuse a guéri. La tuméfaction a disparu et les fistules se sont fermées.

2° *De l'état général :* Les nombreux auteurs qui ont employé le sérum de Marmorek et notamment les auteurs étrangers, en particulier Hoffa, Van Huellen, ont remarqué, même dans les cas où l'état local est resté stationnaire, une amélioration de l'état général. Sous l'influence du traitement, disent-ils, on voit les sujets engraisser, l'appétit augmenter, les forces réapparaître, les douleurs diminuer. Or, dans aucun de nos cas, nous n'avons remarqué cette amélioration. Bien plus, ainsi que nous le verrons tout-à-l'heure, l'état général s'est parfois aggravé en dépit du traitement.

ÉTAT STATIONNAIRE. — L'état local est resté stationnaire dans 19 cas dont 7 de tuberculose ouverte et 12 de tuberculose fermée. Quant à l'état général il est resté stationnaire dans le plus grand nombre des cas.

AGGRAVATIONS. — Dans 5 cas, dont 3 de tuberculose ouverte, l'état local s'est aggravé. Quant à l'état général, il s'est aggravé parallèlement dans deux de ces cas, mais dans 4 en plus dont l'état local était resté stationnaire. Cette aggravation a consisté surtout dans l'amaigrissement, la perte de l'appétit, la marche des lésions pulmonaires et la tachycardie.

Pour nous résumer, nous voyons les résultats suivants:

### Cas traités : 25

#### État général

| Tuberculoses fermées : 14 | | Tuberculoses ouvertes : 11 | |
|---|---|---|---|
| Amélioration | 0 | Amélioration | 0 |
| État stationnaire | 12 | État stationnaire | 7 |
| Aggravation | 2 | Aggravation | 4 |

#### État local

| Tuberculoses fermées : 14 | | Tuberculoses ouvertes : 11 | |
|---|---|---|---|
| Amélioration | 0 | Amélioration | 1 |
| État stationnaire | 12 | État stationnaire | 7 |
| Aggravation | 2 | Aggravation | 3 |

Nous voyons donc qu'en somme l'amélioration ne s'est produite qu'une fois sur 25, l'état est resté stationnaire en majorité dans les tuberculoses fermées; l'aggravation s'est produite avec une majorité dans les tuberculoses ouvertes. Si nous comparons ces chiffres avec ceux des tuberculoses traitées par les moyens ordinaires, nous voyons qu'ils concordent absolument. Quant au cas guéri, étant donné qu'il est seul sur vingt-cinq, nous ne pouvons rien en dire et il est probable qu'il y a eu là plutôt une coexistence qu'une conséquence. Nous voyons donc que le traitement par le sérum de Marmorek, quel qu'en ait été le mode d'emploi, a laissé d'une manière générale les cas de tuberculose fermée rester stationnaires et ceux de tuberculose ouverte s'aggraver, c'est-à-dire n'a pas eu l'air d'influer sur leur marche naturelle.

Ces résultats, observés par nous, concordent-ils avec ceux des autres auteurs ? Non, nous devons le dire d'une manière générale.

Les médecins allemands au début, puis ceux d'un peu partout plus tard, ont obtenu, disent-ils, de très bons résultats de l'emploi du sérum de Marmorek. D'où viennent ces divergences avec nous ? Sans entrer dans le détail, car tel n'est pas le but de notre travail, nous allons brièvement le rechercher.

Deux causes sont en jeu, nous semble-t-il.

D'abord, dans un certain nombre de cas, plusieurs traitements ont marché de pair et tout en donnant le sérum, les auteurs soit administraient des remèdes par voie buccale, soit traitaient la lésion localement. Pour en citer un exemple au hasard, Ulmann, qui se déclare très content du sérum, pratiquait en même temps chez ses malades des injections journalières de gaïacol iodoformé dans les articulations, les ganglions et les foyers osseux tuberculeux. Comment dans ces cas-là attribuer au sérum les améliorations et les succès ?

La deuxième cause de divergence nous paraît être dans la longueur de l'application du traitement. Citons-en quelques exemples :

Dans un cas de Lemieux, de Montréal, une tuberculose épididymaire fut considérée guérie par le sérum après avoir été traitée par 350 centimètres cubes de sérum en 66 injections. Puis il se produisit une fistule, « la poche fut grattée », puis le malade reçut de nouvelles séries d'injections du 16 décembre 1904 jusqu'en avril 1905! Peut-on dire que là le traitement a modifié la lésion?

Dans un travail récent de Uhry, pour terminer, où les cas de guérison sont consignés nombreux, nous relevons au hasard :

Observation I. — Adénite inguinale traitée du 3 mai au 22 juillet. A ce jour on est obligé de ponctionner.

Observation III. — Après un traitement de presque trois mois une adénite sus claviculaire fistulisée se ferme.

Observation VII. — Guérison d'une ostéite du calcanéum fistulisée après un traitement de 3 mois, et un curettage etc., etc.

Il est impossible d'affirmer que dans ces cas la guérison doit être imputée au traitement sérique. Tout le monde sait qu'au bout d'un laps de temps de trois mois, et souvent bien moins, une ulcération tuberculeuse peut se fermer à la suite de simples pansements aseptiques.

C'est pour cela que chez nos malades nous n'avons guère dépassé la durée d'un mois dans le traitement.

# CONCLUSIONS

Que conclure de tout cela? Il nous paraît logique, après l'examen de nos observations et l'exposé rapide des causes de la différence de nos résultats avec ceux de la majorité des auteurs, de dire :

Le sérum antituberculeux actuel de Marmorek est sans inconvénient. Mais, dans les tuberculoses chirurgicales tout au moins, il ne paraît pas modifier d'une manière sensible l'évolution des lésions, traitées par les méthodes ordinaires. Il nous paraît donc sage, jusqu'à nouvel ordre de choses, de ne pas perdre de temps et, dès le diagnostic posé, de traiter comme autrefois les gommes tuberculeuses par les injections modificatrices et les tumeurs blanches par l'immobilisation immédiate et absolue, qui ont toujours donné à nos maîtres de si bons résultats.

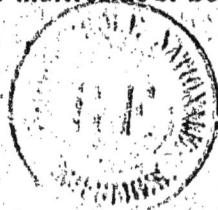

# BIBLIOGRAPHIE

ARNETH. — Die neutrophilen weissen Blutkorperken. Iena, 1904.

BAER. — Wiener Gesellchaft fuer inunere medicin. Wiener klinische Wochenschrift. 26 mai 1904.

— Heilerfolg Giftwirkung und opsonischer Index bei Behandlung mit Marmorek santituberculoseserum. Munich med. Woch , p. 1670. 20 août 1907.

BARDET. — Phtisie galopante (Granulie aiguë) traitée par le sérum de Marmorek. Guérison. Soc. de thérapeut. 10 février 1904.

BASSANO-HAROLD (F.). — Die Behandlung der tuberculose mit Marmorechschen serum. Lancet, 9 septembre 1905.

— Five cases of tuberculosis treated with D' Marmorek's serum. Lancet, Lond. 1905, II. 760-762.

BINSWANGER (E.). — Marmoreks Untersuchunger über den tuberkelbazillus und das antituberculoseserum. Zentralbl. f. d. ges. Therap., Wien, 1907, XXV, 434-464.

CASSIN (Paul). — Quelques remarques sur l'emploi du sérum antituberculeux de Marmorek. Bullet. et mém. de la Soc. d'ét. méd. de Vaucluse, n° 31, janv. 1908, p. 672.

Bulletin de l'Académie de médecine. Communications du 17 nov. 1903, 1" déc. 1903, 8 déc. 1903.

CATZ. — La clinique, n° 1, 4 janv. 1907, p. 7.

CLÉMENT et JACOBSON. — Un cas de cystite tuberculeuse traitée par le sérum de Marmorek. Guérison. Journal des Praticiens, 8 février 1908.

DIEULAFOY. — Académie de médecine, 1" déc. 1903.

Dubard. — Une année de traitement de la tuberculose par le sérum antituberculeux de Marmorek. Bullet. gén. de thérap., n° 15, octobre 1905.

Faraggi. — Tuberculose subaiguë guérie par le sérum antituberculeux Marmorek. Progrès méd., Par., 1907, 3° s., XXIII.

Feldt (Alfred). — Ueber Marmoreks antituberculoseserum. Zeitschr. f. Tub. Bd. IX, n° 3, p. 231-238, août 1906.

Fossey (M. A.). — La sérothérapie antituberculeuse ; étude générale et nouvelles recherches expérimentales. Thèse de Lyon, 1906-1907.

Frey. — Meine Erfahrungen mit des antituberkuloseserum Marmorek. Wien, Klein. thérap. Woch, n° 42, 1903.

Goldschmidt (J.). — Marmoreks antituberkuloseserum. Deutsch. med. Woch., 1903, n° 51.

Gottstein. — Les recherches récentes sur l'immunisation contre la tuberculose. Thérap. monats., février 1904.

Griffon. — Société de thérap., 13 décembre 1905.

Hallopeau. — Académie de médecine. 1er décembre 1903

Hochalt (K.). — Ueber den Werth des Marmorekschenserums gegen tuberculose. Pest. med. chir. Presse. Budapest, 1905, XLI, 780.

— Ueber den Werth des Marmorek'schen antituberkuloseserums. Ungar. med. Presse, Budapest, 1903, X, 283.

Hodesmann (Benjamin). — Der gegenwärtige Stand der Tuberkulosebehandlung unter besonderer Berücksichtigung der Tuberkulins, Hetols und des Marmorekschen serums. Inaug. Dissert. Univ. Leipzig, juillet, 1906.

Hoffa. — Le sérum antituberculeux de Marmorek. Bull. gén. de thérap, n° 11, 23 mars 1906.

— Das antituberculoseserum Marmorek. Berlin. klin. Woch., n° 8, 1906.

— Ueber das Marmorek serum in des therapie des chirurgischen tuberkulose. Berlin. klin. Woch., n° 44, 1906.

Holmboe (W.). — Nogle bemerkningeri anledning of professor Marmoreks antituberkuloseserum. Tidsskr. f. d. norske Lægefor. Kristiania, 1905, XXV, 633-636.

— Marmorek tuberculoseserum. Tidsskr. f. d. norske Lægefor. Kristiania, 1907, XXVII, 871-876.

HOLMSTRÖM (H.). — Bidrag till kännedomen om behandlingen i Finland of tuberkulos med. Marmoreks antituberkuloseserum. [Contribution to the knowledge of the treatment in Findland of tuberculosis by the tuberculosis serum of Marmorek.] Finska läk-sällsk. Landl., Helsingfors, 1906, XLVIII, 461-467.

HUELLEN (Van). — Zur Behandlung der tuberculose mit antituberkuloseserum Marmorek. Deutsche Zeitschrift fur Chirurgie. Sept. 1906, n° 81.

JACQUEROD. — Traitement de la tuberculose pulmonaire par le sérum de Marmorek. Revue de Médecine, n° 5, 10 mai 1904.

KLEIN (A.). — Tuberculose subaiguë au début, traitée par le sérum antituberculeux de Marmorek. Guérison. Journal des Praticiens, n° 2, 1903.

KLEIN et JACOBSON. — Le traitement de la tuberculose par le sérum antituberculeux de Marmorek. Bul. gén. de thérap., 30 juillet, 8 août, 15 août 1901.

KÖHLER. — Das Tuberculoseserum Marmorek. Internat-Centrallbl. f. d. ges. Tuberk.-Lit., Würzb. 1986. I 30-36.

KOHLER, LEVY et JACOBSON. — Un cas de tuberculose aiguë traité par le sérum antituberculeux de Marmorek ; guérison. Rev. gén. d. clin. et de thérap. Paris, 1903, XIX, 807.

KOHLER et JACOBSON. — Un cas de tuberculose subaiguë traitée par le sérum antituberculeux de Marmorek. Bul. gén. de thérap., 15 juillet 1906.

KROKIEWICZ et ENGLANDER. — Erfarhungen mit Marmoreksserum bei der Lungenphtisie. Wien. klin. Woch., n° 11, 1906.

LA NEELE et DE CORNIÈRES, KLEIN et JACOBSON. — Deux cas de tuberculose traités par le sérum antituberculeux de Marmorek. Soc. de thérap. 10 févr. 1904.

LANNELONGUE, ACHARD. — Sérothérapie tuberculeuse. Ac. des sc. 18 et 25 juin 1906. Voir sur le trait. de la tub. pulm. par la sérothérapie, Bull. méd. n° 50, 23 juin 1906.

LATHAM (A.). — Die Verwendung des Marmorekschen Tuberculoseserums. Lancet, 0 avril 1904.

— Marmorek's antituberculous serum. Brit. m. J, Lond. 1904, I, 857.

— On the use of Dr. Marmorek's antituberculous serum. Lancet. Lond. 1904, I, 974-981.

LE DENTU. — Académie de médecine, 1er déc. 1903.

LEMIEUX. — Essai de traitement de la tuberculose par le serum antituberculeux de Marmorek. II° Cong. de l'ass. des méd. de langue franç. de l'Amérique du Nord. Montréal 28-30 juin 1904.

— Experiments with Marmorek's tuberculosis serum in Montreal. Med. News, 6 fév. 1904, p. 272.

LEMIEUX et RICHER. — Tuberculose pulmonaire traitée au moyen des injections de sérum antituberculeux de Marmorek. Union médicale du Canada, n° 5, mai 1904.

LEWIN. — Le sérum antituberculeux de Marmorek. Rapport de mission adressé au Président de la Direction Royale Suédoise de médecine. Bull. gén. de thérap. n° 22, 15 juin 1903.

— Behandlung der Tuberkulose mit der Antituberkuloseserum Marmorek. Berlin. Klin. Woch., n° 4, 1906.

— Traitement de la tuberculose par le sérum antituberculeux de Marmorek. Communication faite au Congrès de la tuberculose. Paris 1905.

— Marmoreks antituberculoseserum Reisebericht aus den Vorsitzenden der Konigl Schwed. Medizinal Direction. — Berl. Kl. Wochenschr. 1903, n° 21.

LUCAS-CHAMPIONNIÈRE. — Sur le sérum antituberculeux de M. Marmorek. Bull. Acad. méd. Paris 1903. 3 s. l. 810.

MANN (O.). — Das serum Marmoreks bei lungentuberculose. Wien. Klin. Wol. n° 42, 1906.

MANNHEIM (P.). — Weitere Erfahrungen mit dem Antituberkuloseserum Marmorek. Berl. klin. Wochenschr., 1906, XLIII, 328.

MARMOREK. — Résultats cliniques du sérum antituberculeux. Soc. de thérap., 13 déc. 1903.

— Sérum et vaccin antituberculeux. Arch. gén. d. méd., n° 47, 24 nov. 1903, p. 2915-2958.

— Antituberculose-serum und- vakrine. Berlin. klin. Woch., n° 48, 1903.

— Klinische Resultate des Antituberkulose-serums und seine anwendung. Med. Klin. Berl., 1906, II, 58-62.

— On treatment with antituberculous serum. Lancet, 26 mars 1904.

Menzer. — The new antituberculosis serum. Med. News, 19 déc. 1903.

Monod (Ch.). — Traitement de la tuberculose par le sérum de Marmorek. Acad. de méd., 15 janv. 1907.

Montalti. — Essais de traitement de la tuberculose pulmonaire par le sérum antituberculeux de Marmorek. Progrès méd., 30 avril 1904, p. 283.

Müller. — Zur behandlung der Tuberculose mit dem Marmorek'schen serum. Wiener Medizinische Wochenschrift, n⁰ˢ 48, 49, 25 nov., 3 déc. 1903.

Oliviero (C.). — La cura della tuberculosi colsiero di Marmorek. Anvisatore sanitorio di Torino, n° 17, 1905.

Petit (Georges). — Le sérum antituberculeux de Marmorek. Soc. de thérapeut., 9 mai 1906.

Pfeiffer (Th.) et Trunk (Hermann). — Ueber die Behandlung von Lungen tuberkulose mit Marmoreks Antituberkuloseserum. Zeitschr. f. Tub., Bd XI, H. 4, p. 283-307, sept. 1907.

Ravenel. — A report on Professor Maragliano's method of producing a specific serum for the treatment of tuberculosis an dof vaccination against tuberculosis, with observations upon the treatment carried out with the serum in Professor Maragliano's clinic : also a report on Marmorek's serum work. Prep. Henry Phipps Inst. Study tuberculosis, 1904-1905, Philad., 1906, II, 296-310.

Ricuer. — Marmorek's antituberculous serum in the treatment of pulmonary tuberculosis. Montreal Medic. Journal, sept. 1904.

— The therapeutic value of Marmorek's antituberculous serum. New-York Medical Journal and Philad. méd. Journ., for June 10, 1905.

Rimbaud. — Vaccination et sérothérapie antituberculeuse. Th. de Montpellier, 1904.

Roblot (A.). — Sur le sérum antituberculeux de Marmorek. Rev. Internat. de la tuberculose. Par., 1907, XI, 16-21.

Ronme. — Presse médicale, n° 52. Juin 1907.

Rotschild (H. de) et Brunier (L.). — Quatre cas de tuberculose traités par les injections sous-cutanées de sérum de Marmorek. Progrès méd. 23 avril 1904, p. 205-267.

Röver. — Ueber 25 mit Marmorekserum behandelte Fälle von Tuberkulose. Beitr. z. Bleis d. tub , Bd. V, H. 3, 1206.

Schenker. — Meine Beobachtungen in der Tuberkulosetherapie bei der Anwendung von Marmorekserum. 79. Versamml. deutsch. Naturforscher und Aerzte. Dresden, 17 sept. 1907.

— Münch. med. Woch., p. 2125-2130, 22 oct. 1907.

Schwalbe. — Sonderabdruck aus der Deutschen medizinischen Wochenschrift, 1905, n° 34.

Schwartz. — Heilung eines Falles von algemeiner Tuberkulose mit lokalen Ercheinungen am Larynx durch D⁻ Marmorek's Antituberculose-serum. Allg. medizinische Central-Zeitung, 1901, n° 41.

— Heilung eines Fälles von Augen-tuberculose durch Marmorek's serum. — Spetialärtz in Gleiwetz.

Sievers (R.). — Om behandling i Finland af Tuberkulos med Marmoreks antituberkuloseserum. Arsberlält. f. maria Sjickhus i Helsingfors (1905), 1906. XI, pl. 2, 1-11.

— Om behandling i Finland af Tuberkulos med Marmorek's antituberkuloseserum. [The treatment in Finland of tuberculosis by Marmorek's antituberculous serum.] Finska läksällsk. handl., Helsingfors, 1906, XLVIII, 285 205.

Spitta (H. R. D). — An account of some experiments in connection with D⁻ Marmorek's method. for the early diagnostic of tuberculosis. J. Path. and Bacter... Edimb. and Lond., 1906, XI, 383-398.

Stadelmann (E.) et Benfey (A.) — Erfahrungen über die Behandlung der lungentuberkulose mit Marmorecksserum. — Berlin klin. woch. n° 4. 1906.

Steinsberg (L.). — Ueber fünf mit Marmoreks antituberculoseserum behandelte Fälle. Wien. med. Presse, 1906, XLVII, 2088-2002.

Stephani. — Contribution au traitement de la tuberculose pulmonaire par le sérum antituberculeux de Marmorek. Progrès Méd., n° 25, 24 juin 1905.

— Résultat statistique de l'action du sérum antituberculeux de Marmorek. — Progrès médic., n° 46, 18 oct. 1905.

Tabakian. — Deux ans et demi de sérothérapie antituberculeuse. Poitou méd., Poitiers, 1906, XX-185.

Uhry (E). — Une année de traitement de la tuberculose par le sérum antituberculeux de Marmorek. Rev. de médec., n° 2, 10 fév. 1908, p. 131.

Ulmann. — Revue de la tuberculose, 1907, p. 149.

— Ueber meine Erfolge mit Marmorek's Antituberculose-serum. Zeitsch. f. Tuberk., Leipz., 1906-1907, X, 97-114.

Veillard. — Contribution à l'étude du traitement de la tuberculose pulmonaire au moyen du sérum antituberculeux de Marmorek. Thèse Genève.

Von Sydow (F.-F.). — Om doktor Alex Marmoreks serum mot tuberkulosöa sjukdomar. Hygiea, Stockholm 1906 2 f., VI, 879-894.

Whitman (B. C.). — Tuberculosis and antituberculosis sera. Chicago M. Recorder 1906, XXVIII, 29-39.

Wohlberg. — Ueber Versuche mit dem antituberculose-serum Marmorek. Berl. Klin. Woch., 1907, XLIV, 1486.

Zelony. — Un essai de traitement de la tuberculose pulmonaire par le serum antituberculeux de Marmorek. Wratsch, 16 octobre 1904.

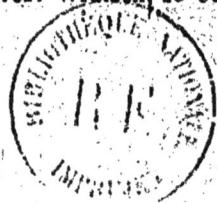

# SERMENT

En présence des Maîtres de cette École, de mes chers con-
disciples, et devant l'effigie d'Hippocrate, je promets et je jure,
au nom de l'Être suprême, d'être fidèle aux lois de l'honneur
et de la probité dans l'exercice de la Médecine. Je donnerai
mes soins gratuits à l'indigent, et n'exigerai jamais un salaire
au-dessus de mon travail. Admis dans l'intérieur des maisons,
mes yeux ne verront pas ce qui s'y passe ; ma langue taira les
secrets qui me seront confiés, et mon état ne servira pas à
corrompre les mœurs ni à favoriser le crime. Respectueux et
reconnaissant envers mes Maîtres, je rendrai à leurs enfants
l'instruction que j'ai reçue de leurs pères.

Que les hommes m'accordent leur estime si je suis fidèle
à mes promesses! Que je sois couvert d'opprobre et méprisé
de mes confrères si j'y manque !

www.ingramcontent.com/pod-product-compliance
Lightning Source LLC
Chambersburg PA
CBHW071252200326
41521CB00009B/1740